現代のこころの病

アディクション

—事例にみるその病態と回復法—

安田美弥子＝著

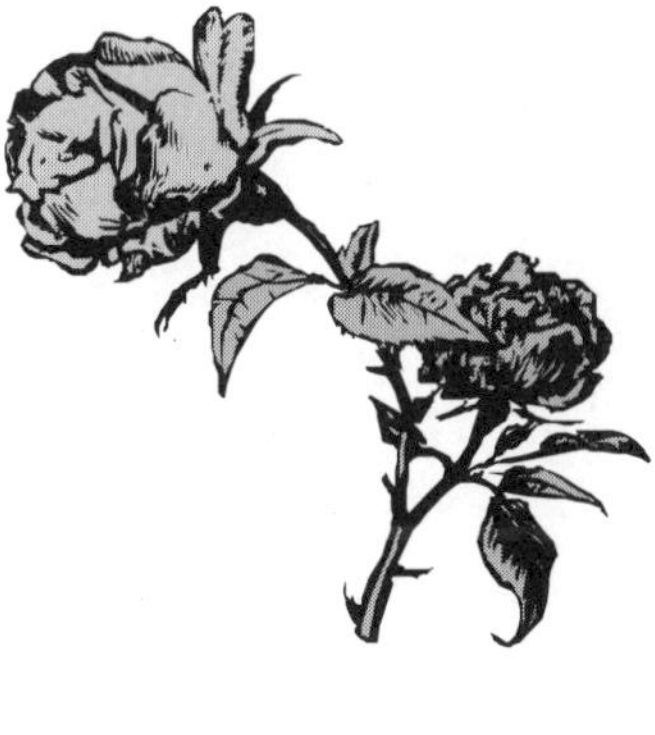

太陽出版

はしがき

児童虐待、いじめ、不登校、ひきこもり、摂食障害、リストカット、薬物依存症、アルコール依存症、ギャンブル依存症など、数十年以前にはほとんど話題にもあがっていなかったこころの問題が急増しています。これらの問題を総称して「アディクション」といいます。

二〇〇四年八月三日付の「日本経済新聞」によると、アメリカでは約十人に一人（九・四％）がアルコールや薬物の依存症に陥っていると米政府が発表したとのことです。そういえば、前大統領のクリントン氏は「自分はアダルト・チルドレン（アルコール依存症の家庭で育ち、大人になった人）である」と言っていますし、現大統領のブッシュ氏は「四十歳でアルコールを断った」とのことです。日本におけるアルコール依存症はアメリカの五分の一程度ですが、ひきこもりなどは日本にのみ見られるアディクションで、約八〇万人とも一一〇万人ともいわれています。

このようなこころの問題が現代社会に出現し、瞬く間に増殖していったのはなぜなのでしょうか？　不思議でしょうがありません。

私はアディクションの典型であるアルコール依存症の研究を二十年あまり続けてきました。

そのなかで、アルコール依存症者とは飲酒問題だけでなく、多くの生きにくさを持っていること、アルコール依存症者本人だけでなく、家族も病んでいること、困難ではあるけれど回復したアルコール依存症者は素晴らしい人に変身することなどを知ることができました。

さらに、アルコール依存症の回復には断酒会やAA(Alcoholics Anonymous)などのセルフヘルプグループが重要な役割を果たしていることに気づき、文部科学省の科学研究費補助金を受けてセルフヘルプグループの機能の研究を行ってきました。

心身共に慢性の進行性の習慣病、生き方の病が急増している現在、医療が一手に病気の回復を図るには、方法論的にも、経済的にも、マンパワー的にも限界があります。同じ疾患、同じ問題、同じ悩みを持った人びとの集まりであるセルフヘルプグループには、参加者の病を癒し、新しい生き方をさせる大きな力があります。

私は一九九六年から、当初は月に一回、三年後からは月に二回、セルフヘルプグループ「ときはなちの会」を主宰してきました。文部科学省へ提出した研究成果と「ときはなちの会」での実践、アルコール依存症専門外来での十五年の家族教室の実践をもとに、アディクションとはどのような病であるのか、その回復にセルフヘルプグループがどのような役割を果たしているのかを世に示したいと考え、本書を書くことになりました。

現代のこころの病　アディクション◉目次

はしがき

第1章　アディクションとはどのような病か……11

第1章　アディクションとはどのような病か

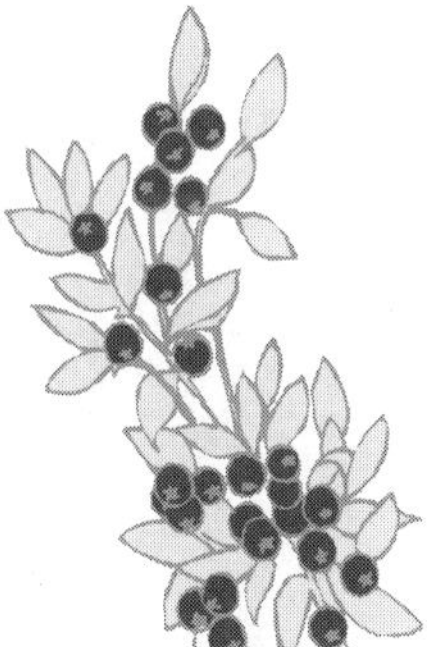

1　アディクションとは

「アディクション」（addiction　嗜癖）という言葉はまだ聞き慣れていないかもしれません。『看護・医学事典』によれば、「嗜癖（addiction）。アルコール・麻薬・覚醒剤など、これらを使用することによって、人体にたいして快感を起こす物質を習慣的に摂取し、いつもそれを欲しがり、摂取を中止すると不快な症状（禁断症状）を起こし、次第に摂取量を増やしていく状態、意志の弱い性格の人に起こりやすい。最近は乱用または依存症という用語が多く用いられる」とあります。しかし、ここではアディクションという言葉をもっと広く、化学物質の乱用だけでなく、行為・人間関係など、すべての依存に広げて用いたいと思います。

平たく言えば、アディクションとは「その人にとって利益をもたらしていた習慣が、自己調節機能を持たずに続けられた結果、不利益をもたらすことになってしまった。それにもかかわらずその習慣が自動化し、制御困難になった行動」となるでしょうか。

お酒を例にとれば、適量の飲酒が対人関係を和らげたり、ストレスの解消に役立っていたのに、酔いを求めているうちにだんだん飲酒量が増加し、ついには身体を悪くしたり、作業能率を低下させることになっているのに、飲酒がやめられなくなってしまうということです。

少々専門的になりますが、斎藤学氏はアディクションを「すり替え充足」「充足パラドックス」と言っています。すり替え充足とは、幼児期に満たされなかった愛着欲求をアディクションによってすり替えて充足しているということであり、充足パラドックスとは、一杯の酒がさらに飲酒欲求を呼び、また飲めばさらに渇望が増すということで、いくら飲んでも決して満たされることがありません。

アディクションとひと口にいっても、様々な態様がありますが、アディクションと名づけるためにはそれぞれの嗜癖行動に必要な要素があります。斎藤は、アディクションの特徴としてコンパルシブ（強迫的）、インパルシブ（衝動的）、レペティティブ（反復的）の三つをあげ、さらにアディクションと名付けるにはもう一つグリーディ（どん欲性）という特徴が必要であると述べています。

コンパルシブとは酒やギャンブルをもうやめたいと思っても、どうしてもやめることができないように強迫されることです。ある患者さんは「酒なんてうまくもないし、もう飲みたくないと思っても、身体が要求して喉から手が出てしまう」と語っていました。

インパルシブとは衝動的な行為で、買い物依存症の人が高価な洋服などをやみくもに買ってきて値札も取らずに押入れに隠しておいたり、リストカット（手首切り）にはまっている人が無意識のうちに手首を切っていることなどをいいます。

レペティティブとは、同じことを何度も繰り返すことです。ギャンブルで借金をして「もう二度としない」と誓っても、同じことを何度も繰り返してしまうことです。

グリーディとは、むさぼることです。アルコール依存症の人が宴会のみんなが帰った後で、本人はすでに十分酔っているにもかかわらず、残った酒を飲み尽くしていることなどをいいます。

アディクションはまた、何かに「はまる」ことでもあります。斎藤は依存という言葉が主体性の消失を意味するのであれば、「嵌《はま》る」、ハマリズムという方がいいのかもしれないと言い、病的なギャンブル依存の人は結構主体的に「運」という名前の神様が自分を肯定してくれる可能性にかけている、と述べています。しかし、何かにはまっていても、生活に支障が出ていなければ、アディクションという病気とはいえません。

一方、アディクションは「生き方のゆがみ」「人間関係のゆがみ」という側面をもっています。筆者が出会った患者さん方は非常に苦しい生き方や人間関係に大変苦労していましたし、この生き方のゆがみ、人間関係のゆがみという視点はアディクションの回復をはかる時や看護支援を行う時にとても有効であるので強調したいと思います。また、アディクションは「アルコール依存症は緩慢な自殺である」というように「自己破壊の病」であるともいえるかもしれません。

次に、アディクションのそれぞれの態様について、例を引きながら見てゆきましょう。

(1) 生き方の病

アディクションという病を生き方の病と考えた理由を説明しましょう。たとえば、アルコール依存症者は、アルコールを飲み過ぎることによって、肝臓障害をはじめ糖尿病や高血圧などを引き起こすなどして体をこわし、飲み代などで借金を重ね、家庭を顧みることなく妻や子どもの信頼を失うなどして家庭生活を崩壊させ、さらには飲み過ぎて記憶を失い仕事の約束を忘れてしまったり、二日酔いで定刻に出勤できなくなったり、作業能率が低下し、ついには仕事を失ってしまいます。

ギャンブル依存症者は、「幸運の女神が自分にほほえんでくれる」というギャンブルの一瞬の快感に、仕事も家庭も友人との信頼関係などもすべて忘れてのめり込み、持っている財産のすべてを失うどころか借金までしてしまいます。借金がかさめばかさむほど、それを取り戻そうとさらにギャンブルにはまり、人生のすべてを失ってしまうこともあるのです。

引きこもりの若者たちは自室に引きこもることによって、学校からも友達からも退却して、電子ゲームなどにのめり込みます。

摂食障害の女性は、親の関心も男性との付き合いも「やせている」という外から見ることのできる、数字に表わすことのできる外的価値基準に自分のすべてをかけて、食べないこと、食べてしまえばそれを吐き戻すことにのめり込みます。

アディクションはこのように、何かにのめり込むことによって生活全般を損なう病なのです。多くの生き方、たくさんの選択肢があるはずの自分の人生を、一つのアディクションだけに限定してのめり込むことによって損なってしまうのです。アディクションは人の生き方をゆがめてしまい、人生を損なってしまう生き方の病なのです。

(2) 人間関係の病

アディクションは人間関係の病でもあります。

摂食障害の女性はげっそりとやせてしまい、母親が心配して病院に連れて行こうとするなど、親の関心を引くためにますますダイエットに励みます。

リストカットをする若い女性は、友人から仲間はずれにされたと感じた時や、ボーイフレンドが自分以外のものに関心を注いでいると感じたときに、密かに、だがちらっと傷が見えるようにリストカットを繰り返します。

アディクト（アディクションをもつ人）は自身を傷つけることや果てしなく借金を繰り返すことなどで、家族や周囲の人たちからケアを引き出すのです。ケアとは、借金の尻ぬぐいをしたり、ケガをされたり死なれたりするのが嫌で、言いなりに面倒を見ることをいいます。

アルコール依存症者は、妻に自分の行動を責められたり、子どものことや自分の身内のことで長々と愚痴をこぼされて、言いたいことがいえなかったり、うっぷんが晴らせないときに一杯引っかけた勢いで暴言を吐いたり、時には暴力を振るいます。仕事においても友人関係においても、飲酒し酔うことで人間関係の障壁の敷居を低くして思いを伝えやすくするのです。

引きこもりが学校でのいじめや職場での上司からの叱責がきっかけになることが多いように、アディクションは人間関係がスムーズに行かないことがきっかけになったり、苦手な人間関係を何とかしようというときに進行していきます。

逆に、ぎくしゃくしていた人間関係がスムーズに行くようになったり、家庭における波風が収まってきて、ふと気がつくと食べ吐きが収まっていたり、リストカットが減ってきたりします。このように、アディクションは人間関係の病なのです。

（3）家族の病

アディクションは「家族全体の病」でもあります。すなわち、家族の誰かがアディクションを病むと、家族全体がそれに巻き込まれる「家族の病」なのです。たとえば、子どもが不登校で二年間学校に行かず引きこもっている家庭に、飲酒量が多く、職場で周囲の人に「あいつは酒癖が悪い」などと眉をひそめられている父親がいたり、摂食障害で食べ吐きを繰り返している家庭に、パチンコにはまって休日には朝から晩までパチンコ店に入り浸っている兄がいたりします。

アディクションは、家族関係にゆがみがあって緊張感が漂っていたり、息苦しさが家中にみなぎっているときに、家族の中の一番繊細な成員が何かの症状を呈し、「病人」といわれる人になるのです。

家族に何人かの子どもがいて、一番上の子どもが不登校になると、数年後に下の子どもが次々に不登校になっていく例も少なくありません。

父親がアルコール依存症になり、治療と努力のかいがあって断酒に成功したら、母親がうつ状態になってしまったり、パニックを起こして外出できなくなってしまう例もしばしば見られます。

アルコール依存症の家庭で育った男の子の半分はアルコール依存症になり、女の子の三分の一はアルコール依存症者と結婚するといわれているように、アディクションは家族全体が病んでいる、さらに世代を超えて伝播《でんぱ》していくという意味でも家族の病なのです。

2　アディクションの種類

図にあるように、アディクションはその嗜癖の対象によって三群に大別することができます。すなわち、アディクションには、アルコールや薬物依存症などの物質依存だけではなく、共依存、セックス依存などの人間関係依存と、ギャンブル、買い物依存などのプロセス依存とがあります。

しかし、「もの」「行為」「人間関係」の境界はあいまいで、双方にわたっているケースも多く、摂食障害などは食べ物という物質依存とプロセス依存の中間にあるといえますし、児童虐待やドメスティックバイオレンスなどは人間関係依存であり、プロセス依存でもあるといえるでしょう。大別すると、以下のようになりますが、例を引きながらそれぞれを見てゆきましょう。

アディクション―嗜好―の対象となるもの

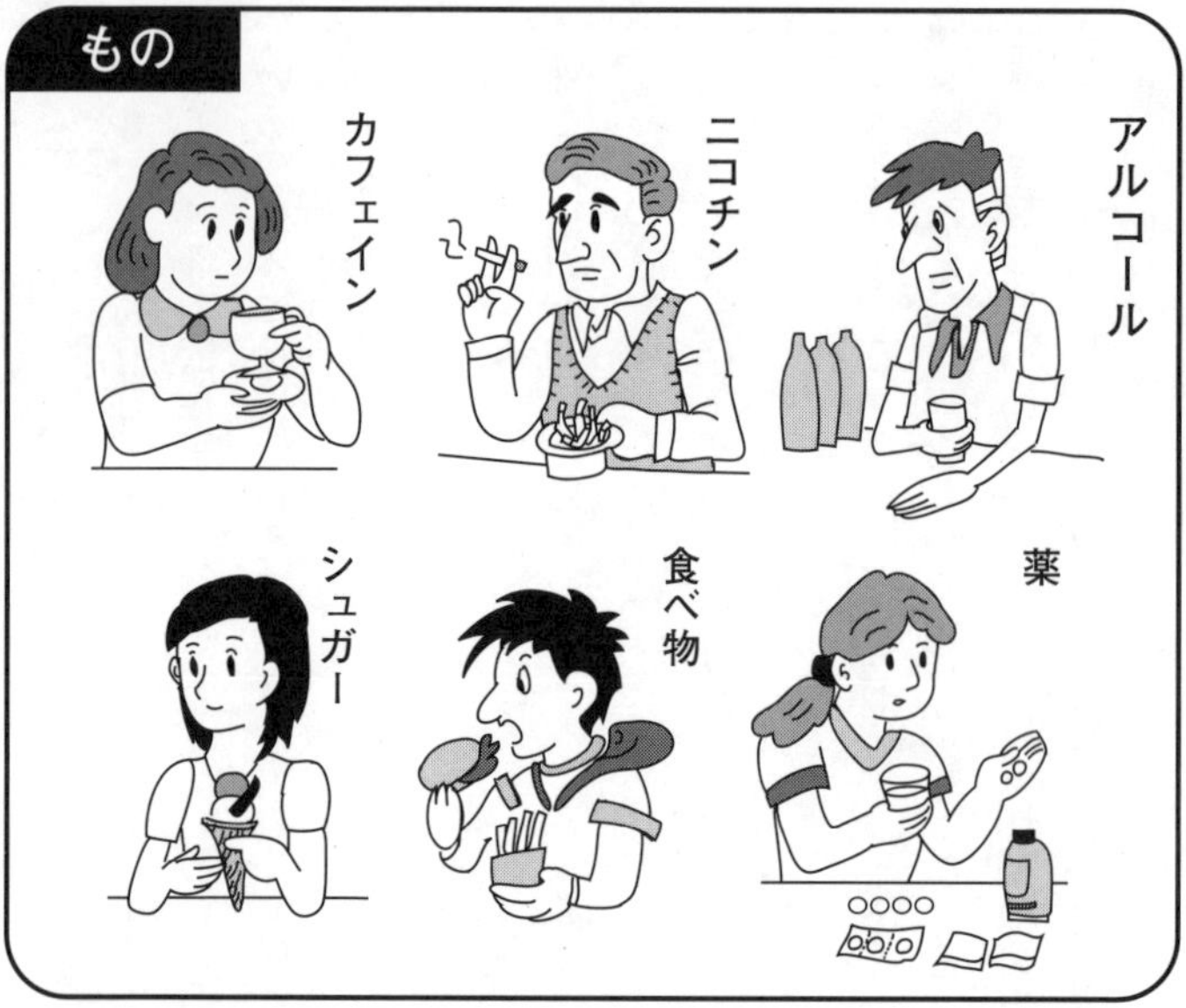
もの
アルコール
ニコチン
カフェイン
薬
食べ物
シュガー

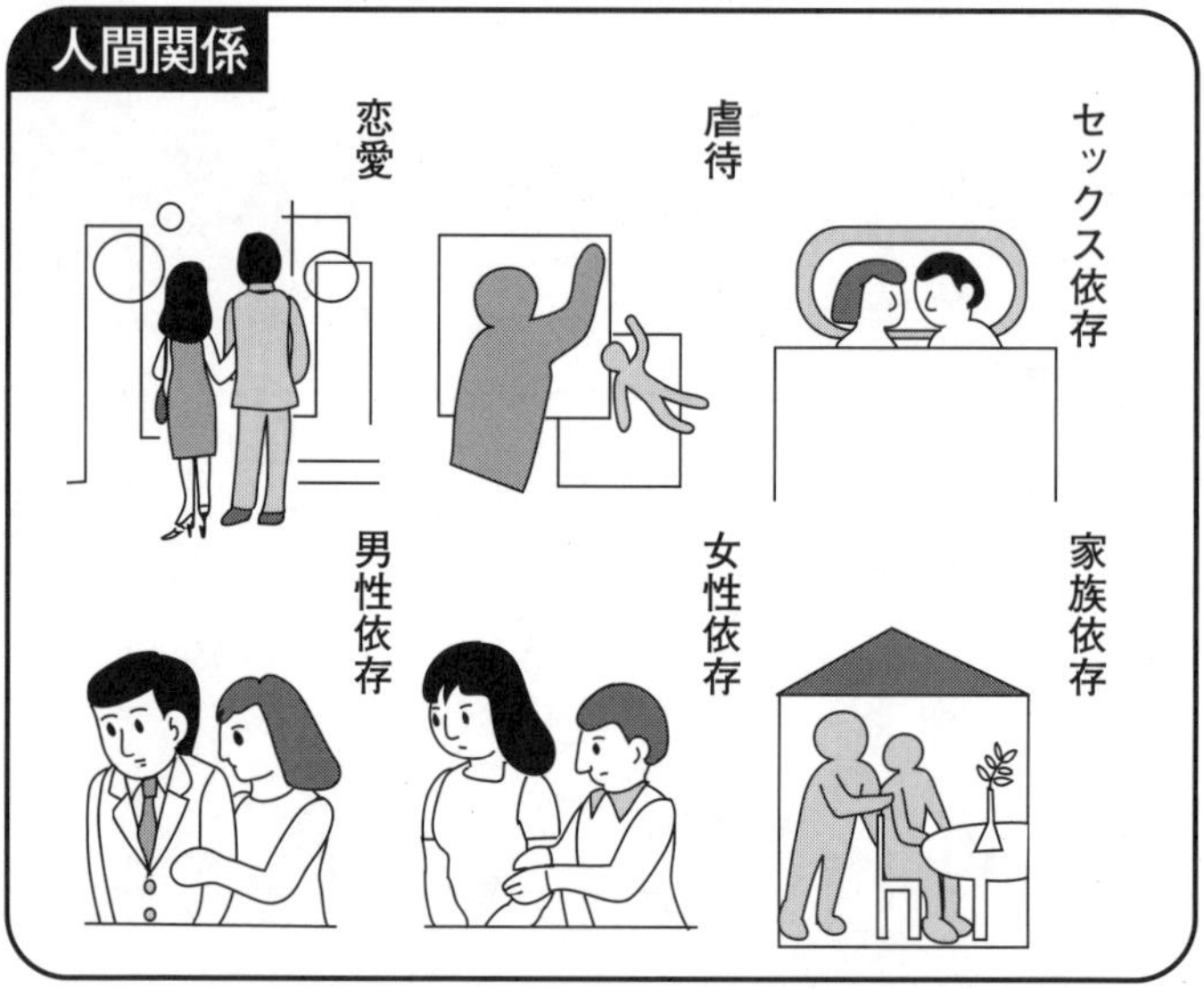

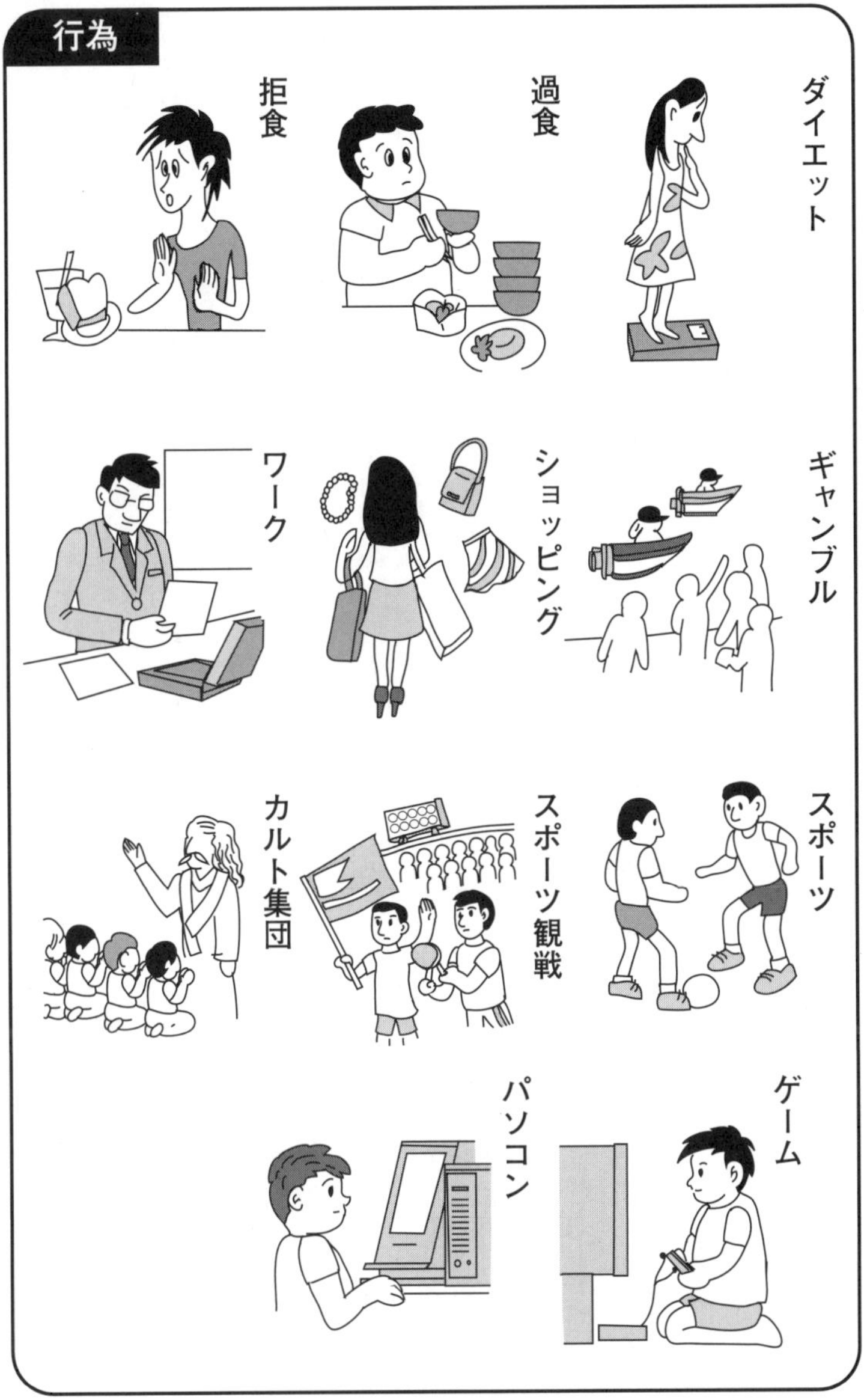
行為
ダイエット
過食
拒食
ギャンブル
ショッピング
ワーク
スポーツ
スポーツ観戦
カルト集団
ゲーム
パソコン

①物質依存――――アルコール、薬物、タバコなど
②人間関係依存――共依存、異性依存＝セックス依存など
③プロセス依存――ギャンブル依存、買い物依存など

(1) 物質依存症

■アルコール依存症

アルコール依存症はもっとも典型的な物質依存であり、罹患率も非常に高い病です。二〇〇四年六月十七日付の朝日新聞夕刊によると、飲酒をやめたくともやめられないアルコール依存症の人が全国推計で八十二万人であるといいます。厚生労働省の研究班（班長＝樋口進・国立病院機構久里浜アルコール症センター副院長）が世界保健機関（WHO）の国際疾病分類（ICD10）の診断ガイドライン（以下）に従って、全国から無作為に抽出した三千五百人（有効回答数二五四七人）の二十歳以上の男女を対象にして面接調査のうえ診断しました。

［ガイドライン］

通常、過去一年間のある期間、次の項目のうち三つ以上の経験があるか、出てきた場合にの

み依存と確定診断される。

①飲酒したいという強い欲望あるいは強迫感がある
②飲酒の開始、終了、あるいは量に関して行動を統制することが困難
③飲酒を中止したり、減らしたりしたときの生理学的離脱症状（禁断症状）
④はじめはより少量で得られたアルコールの効果を得るために、飲酒量を増やさなければならなくなっている
⑤飲酒のために、他の楽しみや興味を次第に無視するようになり、飲酒せざるを得ない時間や、飲酒の効果から回復するための時間がかかるようになる
⑥明らかに有害な結果が生じているにもかかわらず、依然として飲酒する

その結果、男性の一・九％、女性の〇・九％が依存症と診断され、世代別に依存症の割合を人口に掛け、日本全体では推計八十二万人とはじき出しました。また、久里浜アルコールセンターが作成した、ＷＨＯより依存症を広くとらえた基準による調査では、依存症が四百二十七万人という推計値もあるといいます。

伝統的なアルコール依存症は四十歳代から五十歳代の男性ですが、最近は女性のアルコール

依存症も増えてきていますし、十代の若年型もあります。定年退職後に「毎日が日曜日になり、朝から酒を飲む」ようになって発症する高齢型も急速に増えてきています。

事例１は四十六歳の男性で、まさに働き盛りのサラリーマンです。

【事例――1】秋本さん　男性　四十六歳　サラリーマン

大学卒業後に就職した会社で営業畑をずっと歩いてきた。仕事柄、酒席の付き合いが多く、二十代の時から酒が強いといわれていた。仕事熱心で勤務成績も良かったが、バブルがはじけた頃よりなかなか成績が上がらなくなり、職場で上司から「もっと成績を上げるように」といわれることが増えてきた。

家庭では、二人の子どもが中学生と高校生になり学費がかかるし、そのうえ自宅のローンもあり、経済的に厳しくなってきた。妻はパートで働いているが、秋本さんの帰りが遅いこと、子どものことを相談しても本気で応じてくれないことなどにしばしば不満を述べている。

秋本さんは数年前から取引先の人と酒を飲んだ後に、一人で居酒屋で飲み直すことが多くなった。時には飲み過ぎて二日酔いになり、欠勤することもある。昨年は取引先の人と約束したことをうっかり忘れてしまい、会社に数百万円の損害を出してしまった。今年に入ってから、朝起きたときに二日酔いで気分が悪く、自宅を出ると自動販売機でワンカップを一杯きゅーっと引っかけて出勤することが多くなった。職場で「酒くさい」と評判になり、仕事上でもミスが続いて、上司の命令でアルコール専門クリニックに受診するようになった。

三カ月の休職期間の間、毎日通院しているが「自分はアルコール依存症ではない、今まで飲み過ぎたから失敗したのだ。これからは毎日二合までにする」と言っている。

■薬物依存症

薬物依存症は、近年急速に増えてきているアディクションで、十歳代の後半から三十歳代の若者に多い病です。最初はシンナーを吸ったり、ブタンガスを吸ったり、人によってはブロン液を飲んだりするものもいます。東京・渋谷などでは非合法な錠剤を売っていますし、それを飲んでディスコに踊りに行く者も多いといいます。

次の事例2は、物質依存と人間関係依存の双方にまたがっているケースです。

【事例――2】堀内さん　女性　二十五歳　フリーター

中学生の時に友達に誘われてシンナーを数回吸ったことがあるが、とくに問題とならずに高校に入学した。中学でやっていたバレーボール部に入ったが、練習がきついのと先輩に意地悪をされたといって半年でやめた。勉強は好きでないし、部活もしなくなったので、学校を休みがちになり、同じような仲間と渋谷や原宿に遊びに行くことが多かった。成績は低空飛行だが、何とか高校は卒業できた。

とくに就職活動もせず、コンビニでアルバイトをしたり、駅のそばでチラシを配るバイトなどを時々行い、盛り場で遊んでいることが多かった。渋谷駅の近くで知り合った男性と数日一緒に過ごしたり、携帯電話の出会い系サイトで知り合った男性と付き合ったりしていた。合成麻薬を飲んでディスコで踊ることも多かった。

寂しいと、知り合った男性とすぐに性関係を持ち、淋病を移されたこともあった。

昨年から付き合っている男性はやくざで、ヘロインなどを売っている。堀内さんも注射をするようになり、時には売春まがいのこともさせられている。妊娠したので商売ができなくなり、付き合っていた男性に殴られるようになって実家に逃げて行き、母親に連れられて受診するようになった。

物質依存症の典型は日本ではアルコール依存症ですが、アメリカではタバコが一番の問題だといわれています。米国内ではタバコは日本円にして一箱六百円から七百円もしますし、屋内での喫煙は禁止されており、喫煙者が入院するとなると禁煙パッチを張られてまったく喫煙できません。

麻薬や覚醒剤を含む薬物依存症には、やくざや芸能人、水商売の関係者も多く、ますます人びとの間に広がっているといわれています。私が出会ったケースでもギターやドラムの演奏者がいて、彼らの仲間内ではかなりの人が乱用しているといっていました。

小・中学生からシンナーなどの有機溶剤やブタンガスの吸引などが多く認められ、遊びとして広まっているそうですが、なかには一人でも吸引する子どもがいて、彼らはずるずるとのめり込んで、神経萎縮や肝障害、脳の萎縮などの身体的障害や抑制欠如などの性格変化、幻視、妄想などの精神障害を起こすものも少なくありません。

アルコール依存症の場合は医療やデイケア、セルフヘルプグループなどの治療回復環境が整っているのに比べて、薬物依存症の場合は、違法薬物として法律で取り締まられているにもかかわらず、治療システムはまだまだ未成熟で、ごく一部の精神病院や専門クリニックでデイケアが始められたにすぎません。回復者などが運営する回復支援施設もまだ少ないのが現状です。

（2）行為依存症（プロセス依存）

行為依存症とは、ギャンブルや買い物などの行為に依存するアディクションで、最近まで「病気」とは思われていなかったものです。引きこもり（いじめられたことや恥ずかしかったことなどをきっかけに、学校などから引きこもっているうちに、引きこもるという行為に依存してしまったと思われる）や、ドメスティック・バイオレンス（怒りの感情や自分が気に入らなかったことなどを暴力を振るうということで解消しているうちに徐々に暴力が進行していく）も行為依存症です。

摂食障害などは食べ物に依存しているともいえますし、食べるという行為に依存しているともいえるでしょう。いずれにしても、四十年ほど前にはほとんど見られなかったアディクションです。

【事例――3】星野さん　男性　三十八歳　ギャンブル依存症

大学生の頃からパチンコが好きで、授業の合間によく通っていた。運送会社に就職したが、仕事明けにパチンコ屋に行き、閉店までいることが多かった。仕事仲間と賭け麻雀をやることもあった。給料を全部すってしまうことがたびたびあったが、独身の時は金がなくなると母親から無心していた。

三十歳で結婚し、数年間はパチンコも麻雀もそれほど熱中することはなく、負けもボーナスで支払える程度であった。子どもが生まれ、妻が子育てに手を取られている間にパチンコ屋にいる時間が長くなり、小遣いの範囲ではとても収まらなくなり、給料の前借りをしたり、サラ金から金を借りるようになった。三年前にはサラ金の借金は三百万円になり、母親が支払った。「もう決して借金はしません」と誓ったが、数カ月後にはまたパチンコ屋に入り浸りになって、二百万円の借金をした。このときも母親が支払った。

今回は賭け麻雀の借金が八十万円とサラ金からの借金が二百五十万円になり、自宅に催促の電話がひっきりなしにかかるようになって、妻が実家に帰ってしまった。母親に連れられて受診となったが、今まで何度も借金の尻ぬぐいをしてきた母親は、医師に「援助しないのが最大の援助ですよ」と言われて、目を白黒させている。

【事例――４】山田さん　女性　四十歳　主婦　買い物依存症

山田さんは三年前に夫の浮気に気づいた。帰りが遅くなり、何となく夫がそわそわしていたのと見慣れないネクタイをしているのに気づいて、夫を厳しく責めたところ、行きつけのバーの女性と浮気をしていることを白状した。実家に帰るという山田さんに、夫は「もう二度と浮気はしない」と誓って、山田さんに「何でも好きなものを買っていい」と言った。

日頃はつましく家計のやりくりをしていた彼女だが、夫への恨みを晴らすために、ブランド物の洋服やハンドバッグなど百万円近く買い物をした。普段の買い物と違って店の雰囲気は洗練されているし、店員の態度も丁寧で、彼女は非常に気分がよかった。このときは「もうこれで夫を許してもいい」と思ったが、しばらくたつとまた腹が立ってきて、前回と同じ店に買い物に行った。店では下にも置かないように彼女をもてなすので、また三十万円のバッグを買った。

もともとあまり社交的でない彼女は、親しい友人もなく、近所の主婦たちともあまり打ち解けなかったので、買い物に行くととても気晴らしになった。二週間ほどしてまた買い物に行き、今度は勧められたコートを六十万円で買った。

このようにして、彼女は半年ほどの間に四百五十万円もの買い物をした。夫や家族に知られないように、買ったものは包装したまま押入れに隠しておいた。自由になる貯金を使い果たした彼女はクレジットカードを使い、あっという間に融資限度額を超えてしまい、サラ金にも手を出し、三百万円を超える多重債務者になってしまった。夫に気づかれ、夫は会社に借金をして一度はサラ金を清算したが、三カ月後にはまた借金をしてしまった。

現在は「夫に申し訳ない」とはいうものの、「今までの借金を返そう」と考えては宝くじを十五万円も買ってしまうなど、浪費は収まっていない。

【事例――5】南さん　女性　二十七歳　学生　摂食障害

南さんは幼い時からおとなしい子どもだった。三歳年上の兄は明るく活発な子どもで母親のお気に入りだったが、彼女はいつも「あんたは暗い」「もっと可愛らしい子になりなさい」などといわれて、ほめられたことがなかった。おとなしく、口数の少ない子どもだったので、小学校の時からいじめの対象になることが多く、友達も少なかったが、まじめで成績は良かった。

高校三年になり、進学を考えた時に南さんは「科学者になりたい」と思ったが、母親は

「短大か文学部でも行ってＯＬになり、良い人と結婚しなさい」と言う。母親の言いなりになるのは嫌だが、自己主張するだけの強さもない彼女は、食欲がなくなって、ほとんど水分しかとらなくなった。

数カ月後には、その反動でやたらとお腹が空き、手当たり次第に食べ物を口に押し込むようになった。のど元まで食べ物が詰まらないと後頭部にすきま風が吹いているような感覚があって、食後に袋菓子をいくつも詰め込んでいた。満腹すると食べた自分に嫌悪感を抱き、胃も苦しいので、のどに指を入れて吐き戻すようになった。高校は卒業したが大学には入学できず、三年間、浪人した。その間はときどき予備校に行ったが、自室に閉じこもることが多かった。

五年間、食べ吐きを続けていたが、次第に収まり、時にはアルバイトをすることもあった。昨年、医療事務の専門学校に入学し、現在は休みがちではあるが、登校している。

【事例――6】井上さん　男性　三十四歳　公務員　ドメスティック・バイオレンス

大学生の時から付き合っていた妻と二十五歳の時に結婚した。結婚前から気に入らないとゴミ箱を蹴飛ばすようなことがあったが、新婚当時は妻を殴るようなことはなかった。

六歳の長男を妊娠した時、妻はつわりなどで体調が悪く、家事をしなくなり、井上さんが帰宅しても夕食の支度もできていなかった。

結婚する前は母親が何でもやってくれて、食事も彼の好物がいつも用意されていたので、疲れて帰ったのに何も食べるものがないことにひどく腹が立って、思わず妻を殴ってしまった。しかし、具合が悪く、やつれている妻を殴ってしまったことをひどく後悔して、このときは平謝りに謝り、三～四日は妻をいたわった。

その後、長男の育児に手がかかり、妻が部屋を散らかしっぱなしにしていたり、お茶を入れてほしいときに返事もしないことがあると、殴ってしまうことが続いた。妻の顔が腫れあがったり、足腰にアザがついているのを見ては後悔してしばらく妻に優しくするのだが、一～二カ月するといらいらが募り、また妻を殴るようになってしまう。

彼の父親も気に入らないことがあると妻を殴っていたし、彼自身も、悪いことをしたり父親の機嫌を損ねるとしばしば殴られていた。

【事例――7】佐藤さん　二十六歳　女性　看護師　リストカット

佐藤さんの五歳の時に両親が離婚し、母親が家を出て行った。佐藤さんは祖母に可愛がられて育てられたが、いつもいなくなった母親を恋しがっていた。祖父母がいつもそばにいたし、その友人たちもよく家に来ており、「お年寄りが好き」と感じていた彼女は老人看護を希望して看護学校に入学した。

内気で物怖じしがちな佐藤さんは、寮生活をするようになって時々ひどく寂しさを感じるようになった。「お母さんはどうして私を置いていってしまったのかしら？」と考えたり、「お父さんは育ててはくれたけれど私のことを少しも理解してくれない」などと考えてひどく落ち込んでしまった時、「私なんか生きていても仕方がない」と思って手首にカミソリを当てた。その時は不思議と痛みはあまり感じず、赤い血がすーっと出てきた時に「ああ、生きているんだ」と感じられた。

この時以来、友人との付き合いで雰囲気にとけ込めず、一人ぼっちだと感じた時や彼と言い争いをした時などには自室にこもり、手首を切ると心が落ち着くように感じた。看護学校を卒業し仕事に就いた後も、上司に叱られた時や仕事がつらいと感じた時に、手首を切ることがある。現在では両腕にたくさん切り傷がついており、夏でも長袖のブラウスを着ている。

行為依存症の中で、とくに摂食障害は昭和三十年代の高度経済成長期以後、急速に出現しました。現在では小学校の高学年生から入院を必要とするケースさえありますし、女子高校生の三十人に一人ぐらいは極端な痩せや食べ吐きをしているようです。

多くの例は数年後には症状が治まるようですが、なかには四十歳代、五十歳代になっても、母親や、過去に治療を受けた医療機関を憎悪しながら〝病人〟を続けている例もあります。

リストカットはいま、インターネット上などに様々な情報があふれ、流行のようになっています。中学校などでも遊び感覚でリストカットが行われており、彼女たちは悪いことだという意識や罪悪感がありません。しかし、よく事情を聞いてみると、母親の不在や冷たい母子関係があり、寂しい子どもたちにはやっているように思われます。

長期にわたり摂食障害やリストカットをしている人たちには、境界性人格障害や自己愛性人格障害などの多軸診断名がつけられているようです。

ドメスティック・バイオレンスはこの数年間非常に注目され、法律も制定されていますが、接近禁止令を出すことができたり、一時保護のためのシェルターができはじめただけで、被害者の回復を支援するためのシステムはまだ未確立ですし、ましてや加害者のため治療や回復支援はほんの数カ所で試みられているだけです。

（3）人間関係依存

対人間関係で健全な距離をとれない病として人間関係依存があります。相手と自分との間に距離がとれず、相手の問題に振り回されてしまう共依存症や、セックスをしていないと生きている感じがしないというセックス依存症などがあります。

共依存症はかつては病気と認識されず、夫によく尽くす妻とほめられていましたが、実態は夫のためにしていると信じながら実は夫を支配し、夫の自立を妨げているということが分かってきました。恋愛依存症やセックス依存症はここ数年の間に指摘されるようになったもので、まだ「病気」としての認識は曖昧です。

【事例――８】後藤さん　五十八歳　女性　縫製業　共依存症

後藤さんは宮城県の田舎で十歳の時に母親に死に別れ、経済的に貧しい中で父親の世話や弟妹の面倒をみて育った。学校の成績は良く、また要領もよかったけれど、大学進学はとても考えられず、高校を卒業した後は農協の事務員をしていた。

二十三歳の時に、親戚の紹介で働き者という評判の五歳年上の男性と見合い結婚をした。結婚後は夫婦で家業の縫製工場で働きづめに働き、夫がおとなしい人だったので、彼女が経理から縫子《ぬいこ》さんの手配まで全部取り仕切ってきた。経済的には安定し、自宅のほかに二軒のアパートも建て、三十三歳の長女は八年前にレストランの経営者に嫁がせた。

現在三十歳の次女は七年前に反対を押し切ってサラリーマンと結婚した。すべて順調にいっていると思っていた後藤さんに問題が起きたのは、三年前に次女が「夫はアル中で、私や子どもに乱暴するから逃げて来た」と実家に戻って来た時である。その頃、長女も嫁ぎ先の姑との関係が悪く、げっそりと痩せ、拒食症と診断された。

後藤さんは次女には家業を手伝わせて、賃貸に出しているマンションに住まわせたいと言い、長女には姑と別居させるためにマンションを買ってやろうとした。しかし、長女の主治医には「本人に任せて、親は口出しをしてはいけない」と言われたし、次女には「私は職業安定所で資格を取って自立したい。お母さんはいつもお姉さんばかり可愛がって、私の言うことはろくに聞いてもくれなかった」と責められている。

後藤さんは活動的で何でもばりばりと取り仕切り、やり手であるが、お金を稼ぐことに非常に大きな価値を置き、自分がよいと思ったことを家族のすべてに押しつけている。

【事例――９】原田さん　二十四歳　女性　ＯＬ　セックス依存症

原田さんは高校時代から男友達がたくさんいた。大学生になって親元から離れてマンションで一人暮らしを始めたが、夜など非常に寂しくて、バイト先で知り合った男性や、飲み屋で知り合った男性とすぐにセックスをしていた。「友達の友達はみんないい人」と思っていたし、一人でいるのがつらいから、関係を持った男性は十人は下らないという。

セックスをしている時だけ「ああ、自分は生きている」と感じることができたし、「この人がいないと私は生きていられない」と思うことがあったという。気分が落ち込むと、「セックスによって癒されたい」と思い、初めて出会った人でもセックスをしてしまう。

ＯＬになってからも、寂しいとすぐに男性と関係を持つ傾向は続いている。現在は職場の上司と不倫関係を持っているが、相手の家庭の都合でデートできないと、近くにいる男性を誘って飲みに行き、関係を持ってしまう。

人間関係依存は物質依存症や行為依存症にもまして、病気と誰にも共通する相互依存関係との区別が付きにくいと思われます。どんな女性でも夫や子どもの世話をするのは当然ですが、三歳の男の子と一緒に風呂に入って体を洗ってあげるのは健康な母親のケアですが、十五歳の息子のために風呂で背中を流してあげているとすれば、これは健康な母子関係とはいえません。

風邪を引いて熱のある夫のために布団をのべ早めに休んでもらうのは健全な夫婦関係ですが、飲み代の借金を肩代わりしたり、二日酔いで出勤できない夫に代わって「主人が風邪を引きまして」と本人の代わりに言い訳の電話を入れるのは「共依存」です。「共依存」については第4章で詳述します。

乳児の時の母子関係、小学生の時の母子関係、思春期の時の母子関係というのは、母親が子どもを思う気持ちは同じでも、実際のケアは変化しなければなりません。健康な母親は次第に子どもを信頼して手出しを少なくし、見守るだけに代わっていかなければなりませんし、子どもの方も健康に育っていれば母親の手出しをうっとうしがり、次第に距離を取り、自分の秘密を守るようになってゆきます。

大人になった女性が男性と付き合い親密な関係になるのは健康な男女関係ですが、かつて新聞を賑わせた大企業のキャリアウーマンが、仕事の後でお金のためでもなく盛り場で性を売っていたのはセックス依存症だったと思われます。

3　アディクションの心理

ここで、アディクション問題をもつ人びとに共通する心理（精神力動）について見てゆきましょう。

子どもは、ジンバーグのアルコール依存発展の心理にあるように（図参照）、人生の初期に母親（またはそれに代わる人）の不在や不適切な育児によってもたらされた満たされない愛着欲求や、過保護、早すぎる責任分担などによって心に寂しさを生じさせます。

母親（養育者）の不適切な育児には、父親のアルコール依存症や女性問題などによる夫婦間のトラブル、嫁姑の葛藤などによって十分なこころの余裕がなかったり、子どもの養

図　アルコール依存発展の精神力動（Zimberg, S. 文献⑧より）

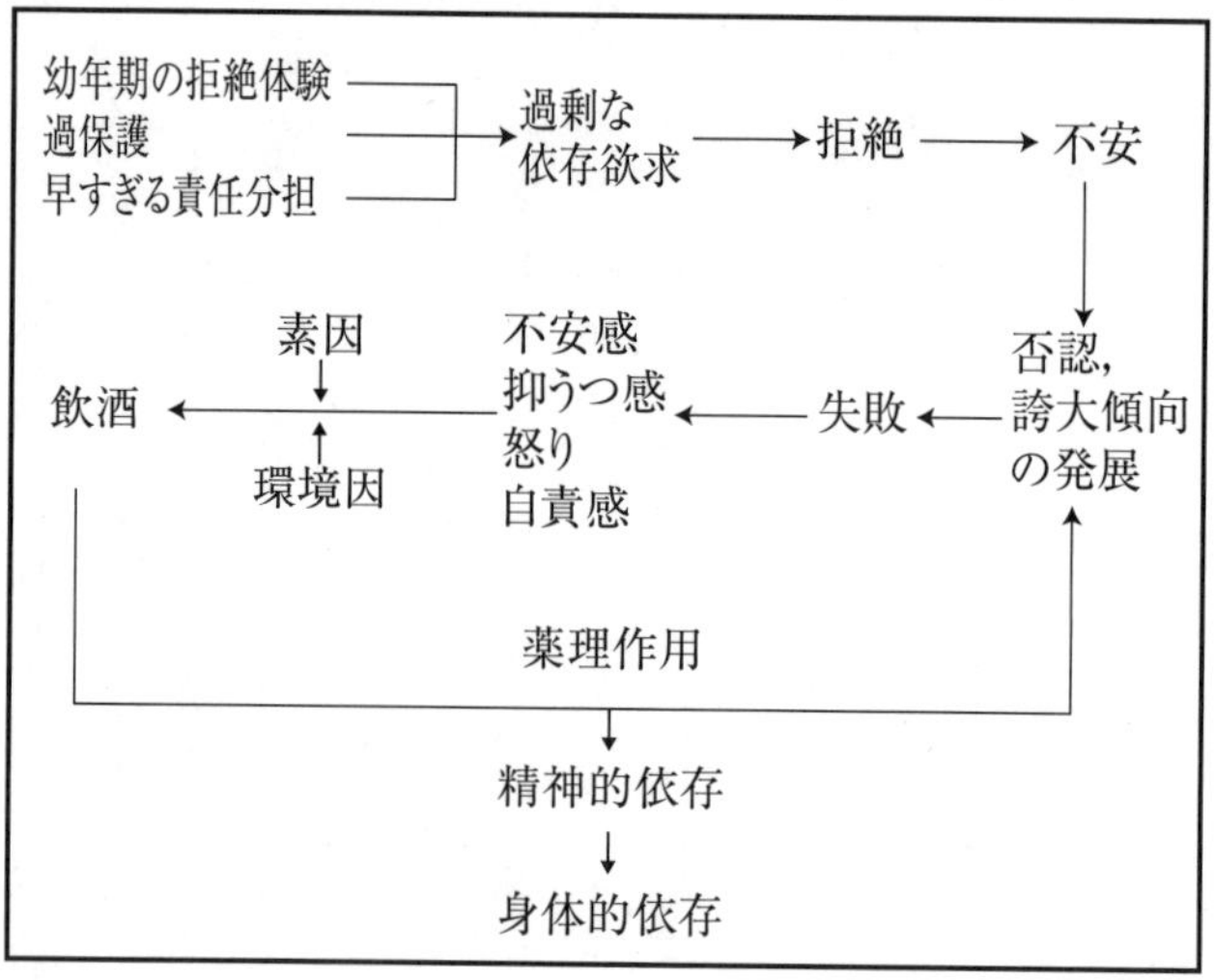

育によって母親自身のキャリアや人生計画の中断を迫られたことを承認できない場合、また母親自身が幼い頃に十分愛されずに育ち「子どもの愛し方」がわからない場合、子どもの出す欲求のシグナルを適切にキャッチできずに欲求とずれた対応をしてしまう場合などのいろいろな原因が考えられますが、このような子育て機能が損なわれている状態を機能不全家族(Dysfunctional Family)と呼びます。このような家庭で育った子どもをＡＣＯＤと呼びます。(詳細はアディクトの子どもの支援参照、一三三頁)

機能不全の家庭で育った子どもの心について考えてみましょう。

幼いときに十分愛着欲求が満たされないと、そこで生じた寂しさはいつまでも心に残り、過剰な愛着欲求が募っていきます。幼ければ抱きしめてもらうことができますが、長ずれば長ずるほど、抱きしめられたり、子どもの求めに応じてもらえることが少なくなり、依存欲求は拒絶されてますます愛着欲求は満たされなくなります。

拒絶されればされるほど、子どものこころは不安に満たされるようになっていきますが、不安が抱えきれなくなると、その不安を否定しようとしたり、不安の反動として「自分は大丈夫なんだ」「自分は偉いんだ」というような自我の誇大傾向が発展していきます。

実体の伴わない誇大傾向は、親子、兄弟関係だけでなく友人関係でもうまくいかず、対人関係で失敗を繰り返すようになります。人間関係で失敗を繰り返せばさらに不安感が増し、怒りの感情や、抑うつ感、自責の念が募っていきます。

このような状況にある人がアルコールの飲める体質であり、酒の飲める環境にあれば、不安を紛らし高揚感などの陶酔を飲酒に求めていくようになります。アルコールは「依存性の薬物」なので、薬理作用として飲酒しているうちに次第に耐性が生じ、同じ酔いを得るために必要なアルコール量が増加していきます。飲酒量が増加するにつれて、身体的な障害だけでなく、仕事の能率が低下したり、ブラックアウト（一時的記憶喪失）により約束を忘れてしまうなど職業上にも家庭生活にも障害が出現していきます。飲酒と酔いによる否認や誇大傾向の発展はさらに失敗を招き、また飲酒量を増やしていくことになって、ついにはアルコール依存症になってしまうのです。

幼少期にこころに生じた過剰な依存欲求や寂しさ、不安を一次嗜癖といいます。一次嗜癖はこころにある空洞〝空のとっくり〟みたいなものであり、満たされない愛情、究極の寂しさ、自分は生きていていいのかを問わざるを得ないような不安であり、何かで満たさないといられない状況です。

このような一次嗜癖を持った人が大人になってアルコールに嗜癖したり、ギャンブルや買い物に「はまる」ことを二次嗜癖といいます。一次嗜癖を持っている人がアルコール依存症になるか、セックス依存症になるか、共依存症になるかは本人と環境次第で決まります。

アディクションの回復とは、酒をやめることや買い物をしなくなることではなく、心の中の空洞、空のとっくりに向き合い、寂しさや不安を解消しなければならないことです。さもないと、お酒をやめたアルコール依存症者がパチンコ依存症になったり、異性依存になったりとモグラたたきのように二次嗜癖を繰り返すことになるのです。

アディクションからの回復については、第3章で詳しく見てゆきます。

第2章

なぜ現代社会にアディクションが蔓延するのか

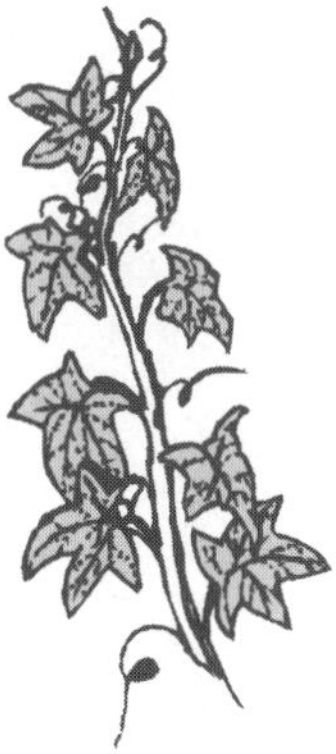

1　緊張社会とアディクション

まず、現代社会になぜアディクションが急増したかを考えてみましょう。

信田さよ子氏は「アルコール依存症は、人が自分をコントロールしないと生きられない時代になること、つまり資本主義の勃興と平行して増加したのである。（略）……資本主義、工業化が『変化』を基本としているからだ。つまり昨日と同じ今日、今日と同じ明日であってはならない。同じであれば競争の中で生き残っていけない。今日よりも明日のほうがより良い状態になることで生き残っていける。農業を基本とした時代は同一の土地に同一の作物を作り、一定の収穫を得ることでよしとされた。逆に昨日と同じ今日であり、また今日と同じ明日を維持していくことに価値があったのだ。このように『繰り返し』が基本であった社会から『変化』が基本である社会への変貌が、人々の生活に大きな変動をもたらしたのは当然であろう。今日よりも明日のほうがより良い結果をもたらすためには、当然『よりよい自己』が求められるようになる。よりよい自己とは、自分で自分を高め、克己していくことである。それを再帰的自己、近代的自己と呼ぶこともできる。このように自分で自分を制御すること、つまり、セルフコントロールが価値として浮上することになった。そしてもっとも手軽で、安価で、確実なセルフコントロールの手段であるアルコールが大量に広範な人々に用いられるようになったのである。つまりアルコール大量消費は近代とともに発生し、資本主義の発展、工業化とともにさらに増え続け、その裏側で多くのアルコール依存症者を生み出したのであった。」と述べています。

わが国の工業化以前の社会にも、大酒飲み、酒ぐせの悪い人はある程度いたと思います。しかし、彼らは「困りもの」としてその社会の隅に居場所があったし、工業化以前には大勢の人がアルコール依存症になるほど大量に酒を飲むことは経済的にも許されなかったのです。

さらに信田は、「現代は脱工業化社会の段階といわれ、重厚長大産業に変わって第三次産業が優勢になり、情報化とそれに伴う人間関係の変化が新たなセルフコントロールの必要性を生み出している。成果が実感できたり、可視的であった状態から、情報化によりすべてが間接的な経験へと変わった。直接足を運んで話せばいいことをわざわざ電子メールで流したり、会える距離なのに携帯電話で会話をするような現象も当たり前になっている。このような変化は、セルフコントロールをさらに複雑にする。つまりがんばるためのセルフコントロールから、対人関係の精緻なやりとり、感情の抑制などに伴う緊張や不安のコントロールへの変化である。アルコール専門病棟の入院患者も『飲まずに仕事ができるか』というようなモーレツ会社人間のタイプから、コンピュータに向かって過度の緊張にさらされるような、いわゆるテクノストレスタイプの人たちへと様変わりしつつある。つまり脱工業化によってセルフコントロールの解除手段への渇望は高まるばかりだ。生活の細部までセルフコントロールによって覆われた現代人にとって、アルコール依存症に代表されるアディクションは今後さらに大きな問題となるだろう」と述べています。

強い緊張に絶えずさらされている人は、意識的に緊張から解放される手段を手に入れなければなりません。しかし、もともと対人関係の苦手な人や、不安や緊張に真正面から取り組むことができない人たちは、飲酒やギャンブルやリストカットなど様々なアディクションに救いを求めることになってしまうようです。

2　ゆとり社会とアディクション

なぜ現代社会にアディクションが蔓延しているのでしょうか？　信田の説のほかにもたくさんの仮説がありますが、筆者は次の三点を提示したいと思います。

（1）経済的・時間的・空間的ゆとりができたこと

現代社会に蔓延するアディクションの第一の要因は、人びとの間に経済的・時間的・空間的ゆとりができたことだと思います。第二次世界大戦後のわが国において、生きていくことに精一杯の時代には引きこもりも摂食障害もほとんど認められませんでした。昭和三十年代における日本経済の驚異的発展以後、食べ物が豊富になって誰もが飢えの心配がなくなってから初めて拒食症（思春期やせ症といわれた摂食障害）が出現しています。

また、不登校や引きこもりなども、四十年以前にはほとんどありませんでした。だいいち、引きこもれる子ども部屋を与えられている子どもはほとんどいませんでした。それに引きかえ現代社会では、子どもを引きこもらせておくゆとりを親たちは持っているのです。ゆとりがあるということは望ましいことではありますが、心に隙間を生じさせる、心の空洞に気づかされることにもなるのです。

さらに、親が困惑しながら、ひきこもっているわが子に食べ物を運んでいるように、ゆとりのある社会はアディクションにのめり込むことを容認するだけでなく促進すらさせているのです。

（2）少子化が進んだこと

第二の要因として少子化の進行があげられるでしょう。現在の日本の女性の合計特殊出生率は一・三程度です。ということは、女性が一生の間に産む子どもの数が平均一・三人ということです。終戦直後まで、日本の女性は一生の間に五〜六人の子どもを産んでいました。五人も六人も子どもがいれば、勉強の得意な子もいるし、運動が上手な子もいる、また優しくてお手伝いをよくする子どももいるというように、親は一人ひとりの子どもの個性を認めることができたし、子どもを見つめる目は分散されていました。ところが、現在のようにたった一人か二人の子どもであると、親はそのたった一人にすべてを求めてしまいがちになります。

親の期待は「勉強がよくできて、スポーツも得意であってほしい。私の理想とする子ども像であってほしい」と過剰にふくれあがりやすくなります。家事や育児の簡略化が進み時間にゆとりのできた母親は、子どもを常時監視下に置くようになっています。さらに、「よい学校に入学できた子がよい子だ」とか、「期待通りの成績を上げることのできる子を愛する」などの〝条件付き愛情〟を示すことも多いでしょう。

斎藤は「少子化は、親から子への期待と負託を巨大なものにしている。（略）……親の子どもへの過剰な教育投資は親たち自らの人生を豊かにしようとして行うことだから、子どもには期待した役割の遂行を陰に陽に求める。この傾向は特に夫と向き合うことに絶望した母親の場合に多い。この期待はあからさまな言葉として口に出されないこともあるが、その場合でも子どもは親の期待を読みとり、それに添って生きようとして自己の欲望の所在を見失いがちになる。こうして現代の子どもは、親の連れ歩きたい人形、親の果たせなかった願望の肩代わり役、親の自慢の種、親の愚痴の聞き役、親の権力のままになる奴隷、親の怒りの吐き出し口となる究極の弱者（つまり児童虐待の被害児）などのうちのどれか、あるいはいくつかになっている」と述べています。

親の子どもに対する過剰な期待は〝優しい虐待〟ともいえるように、子どもを傷つけるのです。世間体の良い、親の見栄が張れる子どもを愛するという偽りの愛情に、子どもは非常に敏感です。子どもは「ありのままの自分」を愛してもらいたいのです。親の過剰な期待に応えきれなくなって不登校を起こし、「こんなオレに誰がした。オレの青春を返せ」と親に暴力を振るう事例には事欠かないのが現状です。

(3) 情報化社会

第三の要因として、情報化社会が急速に進展したことがあげられます。ジャーナリストの宮内健氏は雑誌『プレジデント』の特集〈「不機嫌」女房、「無気力」わが子〉の中で、川崎医科大学小児科の片岡直樹教授の言葉から、「乳幼児のテレビ・ビデオの長時間視聴は危険です。小さいときにテレビ漬けになることで、人間同士のコミュニケーションがとれなくなるのです」と述べ、沢口俊之北海道大学教授の言葉「我々はテレビの見過ぎというよりも、親子の対話や交流が不足していることが子どもの脳の成長に悪影響を与えているのでは、と予測しているのです」を取り上げています。さらに「思いやりや理性、知恵といった人間らしさや社会性の根幹を司る前頭連合野の発達は十二歳が臨界期である」とも指摘しています。

脳の発達が損なわれていないとしても、生まれたときからテレビを見ている現代の若者たちには、現実の社会とテレビの社会の区別がつかないのではないでしょうか？　テレビドラマで描かれる家庭生活や職業生活には、現実の泥臭さや無数のトラブルは見あたりません。マスコミの報道は一面的だし、人生経験の少ない青少年には情報を取捨選択することはできません。テレビで見るおしゃれで格好のいい生活が当たり前と思うと、現実の自分の生活を自己肯定しにくいのではないでしょうか？

テレビドラマの主人公はいとも簡単に美女を得ることができますし、お金を稼ぐこともできるように思えます。それに比べて現実の自分の世界では、女性と言葉をかわすのも決して容易ではないし、給料も十分ではありません。たまたま仕事でミスをして、上司に叱責されたりすれば、ひきこもってしまいたくなるのも当然かもしれません。

現代の日本の社会には階級制度がなく、誰もがどんな学校に入学することもできますし、どんな職業を選択することも可能です。しかし、選択には当然、苦労も責任も伴うのです。権利には義務も伴うという当たり前のことが決して十分に教育されてはいません。

【事例――10】高田さん　四十四歳　専業主婦

高田さんの夫四十八歳は高卒の公務員。まじめで仕事熱心だが、キャリア組でないのでまだ係長である。彼女は短大を卒業しており、親友が大学卒の銀行員と結婚し、羽振りのよい生活をしているのを羨ましがっている。一人息子に対して非常に教育熱心で、塾に通わせて一流大学の入学を望んでいた。受験勉強をしている息子のために毎日お茶を入れたり、夜食を作って夜中まで起きていた。昨年の冬、受験が迫った息子のために、夜食のラーメンを作って持って行き「頑張ってね」と声をかけたところ、「これ以上、どう頑張れというんだよ！」と怒り出した息子に振り向きざまラーメンをぶっかけられた。びっくりした彼女は息子の気が狂ってしまったのかと思って精神科医に相談したが、「息子さんがいらいらしていたんでしょ」と言われただけだった。

息子はこの四月に第一志望の大学には入学できず、私立の滑り止めの大学には合格した。しかし、二週間ほど通学しただけで自室にこもりがちになった。「浪人してもう一度受験する」とはいうが、予備校にも行かず、自室でも勉強している様子はない。彼女が「勉強しなくていいの？」などと声をかけると、「うるさい！」といって部屋の鍵をかけてしまう。

最近では食事の時も自室から出て来ず、彼女がお盆に乗せて運んでいる。一カ月ほど前の夕方、「あなたの好きなすき焼きにしたから出て来ない？」と声をかけたら、「うるせー。ババア！　オレの青春を返せ」と殴りかかってきた。それ以来、息子は毎日のように暴れ、近くの本や器物を投げつけるし、彼女自身も数回、アザになるほど殴られている。

高田さんは息子のためと思って世話をしていますが、実は自分の人生の空しさ、夫への失望などを埋め合わせているのです。息子はそのことに気づいて高田さんに怒りをぶつけているのです。

【事例——11】栗原さん　男性　二十三歳　フリーター

高卒後、コンピュータ関係の専門学校に入学したが、あまり興味がわかないので三カ月で退学した。父親の知り合いの印刷会社に勤務しはじめたが、四カ月後には上司との折り合いが悪くなって退職した。その後はチラシ配布のアルバイトや、コンビニでのアルバイトなどを時々やっているが、いずれも短期間でやめている。

コンビニで働いていたときの仲間に短大生がいて、ちょっとテレビタレントに似た可愛い子だったので、親しくなりたいと感じたが、面と向かうと気後れがして、声をかけることができなかった。しかし、何とか親しくなりたいと思っていたし、コンビニでレジを打ちながら、自分に笑顔を見せているようにも感じていたので、仕事が引けた後、彼女のあとをつけて家まで行った。

自宅がわかったので、それからはときどき近くまで行って、彼女が帰宅するのを待つようになった。アルバイト先では相変わらず声をかけることができないが、仕事中に好意的な仕草を感じていたので、自分に気があるに違いないと思い、朝早くに彼女が家を出るのを見ていることもあった。

二週間後には、彼女は栗原さんが跡をつけたり家の近くにいることに気づき、コンビニのアルバイトをやめてしまった。なぜアルバイトをやめたのかわからない栗原さんは、彼女の家の近くまで行ったときに、父親が出てきて「娘に二度と近寄るな。これ以上しつこくすると警察に訴えるぞ」と怒鳴られて仰天した。

栗原さんは好意を持った女性に自分の思いを伝えることができないし、相手の行動、表情などを読み取ったり理解することができずに、一方的な思い込みで行動してしまっています。

第3章

アディクションの回復とは（アルコール依存症の調査より）

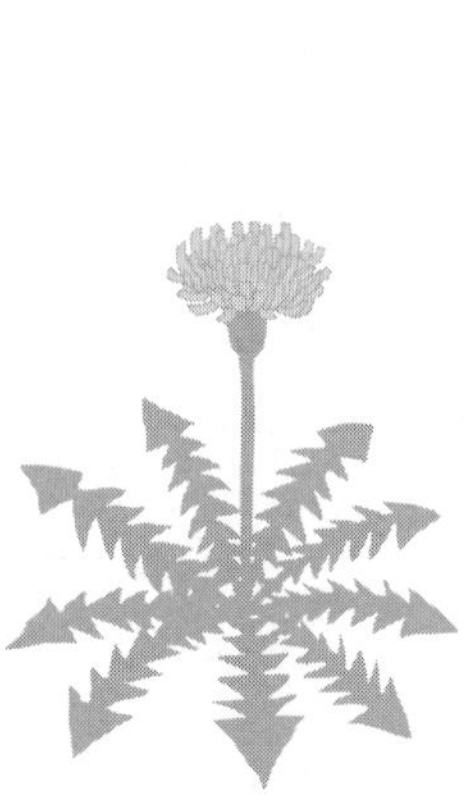

前述のように、生き方の病、人間関係の病、家族の病であるアディクションの回復とはどのようなことなのでしょうか？　ここでは典型的なアディクションであるアルコール依存症の回復者たちに行った調査から考えてみたいと思います。

1　アルコール依存症の回復を調査した意図と概要

筆者は平成十一年から十三年にかけて、文部科学省の科学研究費補助金を得て「依存症の回復におけるセルフヘルプグループの機能の研究」を行いました。長い間、アルコール依存症の人たちの近くでセルフヘルプグループを試みたり、研究活動を行ってきましたが、断酒に成功した人たちの多くが「この人がかつてあれほどひどいアル中だったなんて信じられない」と思うほどの人間的成長を遂げていることに非常な感銘を受けていました。

保健師でもあったので、病気や障害などに苦しんでいる人たちが健康を回復する支援をしてきていましたが、ふつうの病気では回復というのは発病前に戻ることであるのに、アルコール依存症の場合は発病前に戻るのではなく、謙虚になり、人間的に磨き上げられて素晴らしい人に変わっていくものが少なくないのです。

そして、この変化は医療機関でもたらされるのではなく、断酒会やＡＡといったセルフヘルプグループに長いこと通っている人たちにのみ認められるのでした。そこで、「セルフヘルプグループは彼らにいったい何をもたらしているのだろうか」ということを探る研究を行いました。

(1) 研究方法と研究対象

全日本断酒連盟傘下の断酒会とＡＡ、その他のセルフヘルプグループにおいて良い回復をしていると思われる人（①断酒継続三年以上、②社会的・経済的に自立している、③自分がアルコール依存症であったことを認めている、という条件）を紹介してもらい、同意を得てアンケート調査と半構造化面接調査を行いました。

アンケート調査では、個人的属性、飲酒歴、治療歴、セルフヘルプグループについて確認し、面接調査では、セルフヘルプグループの役割、およびアルコール依存症からの回復をどのようにとらえているか、セルフヘルプグループが自分の回復にどのように有効であったかなどを聞きました。

アンケートの記入と面接調査のテープ録音について同意を得られたのは二十九名でした。

（２）アンケート調査の結果

対象者二十九名（男性二十五、女性四）の平均年齢は五十六・一歳、所属するセルフヘルプグループの内訳はＡＡが十名、断酒会が十六名、その他が三名でした。平均断酒期間はＡＡが八・八年、断酒会が十九・五年、その他が三〇・三年でした。対象者全体で家族構成をみると、既婚者が二十三名、離死別者が七名で未婚者はいませんでした。結婚形態ではＡＡの会員では初婚者四名、再婚者三名、離別者三名、断酒会では初婚者が八名、再婚者が四名、離死別者が四名、その他では三名とも初婚の妻帯者でした。

対象者全体で過去に最も長く就いていた職業は技能・販売職（工員、店員、販売職、運転手など）で三四・五％、次いで事務、技術職が二四・二％、管理職一七・二％の順でした。転職経験は平均五・六回、現在、生活保護を受けているものは十年以上の入院歴を持つ五十九歳の男性一名のみでした。

八五・七％がアルコールを原因とする入院歴を持ち、精神科の平均入院回数は二・三回でした。

幻覚、ブラックアウトなどの精神症状は六五・五％が体験し、警察沙汰の問題を起こしたことがあるものは六九・〇％でした。

飲酒習慣の形成から治療にいたる平均的な経過は以下の通りです。平均十八・九歳で飲酒を始め、二十二・二歳で習慣飲酒になり、二十七・八歳で周囲から飲み方を注意されるようになり、平均三十二・七歳で初めてアルコールが原因の通院あるいは入院治療を受けていました。アルコール依存症の診断を受けたのが平均三十五・九歳、断酒を試みたのが平均三十四・六歳で、断酒に成功したのが、ＡＡが三十九・五歳、断酒会員が三十八・五歳、その他のグループが四十一・七歳でした。

よい回復を遂げている今回の対象者を、現在アルコール依存症の治療をアルコール専門外来クリニックで受けている一八二人と比較してみました。

治療群一八二名（男性一六五人、女性十七人）の平均年齢は五十二・一歳、飲酒を開始した年齢は十九・五歳、習慣飲酒になった年齢が二十三・七歳、飲酒を注意された年齢が三十四・六歳、初めて精神症状を起こした年齢が四十二・七歳、初めて飲酒に関する治療を開始したのが四十三・〇歳、アルコール依存症と診断されたのが四十五・四歳、断酒を試みたのが四十二・六歳、現在は治療を開始して平均八・一年経過しているが未だに断酒の定着がなされていませんでした。

回復群を治療群に比較すると、回復群はアルコール依存症の経緯に関しては早い時期に問題飲酒を起こし、精神症状の出現や警察沙汰などのトラブルを体験し、早期に治療を開始していました。学歴、職業などを比較すると、回復群の方が社会階層が高く、治療群に三四・一％いる未婚者が回復群にはいませんでした。もっとも大きな違いはセルフヘルプグループとの関わりで、治療群は全員がセルフヘルプグループに参加することを促されているにもかかわらず、四六・二％は参加しておらず、参加しているものも、嫌々ながらクリニックのスタッフの指示で、生活保護を受ける条件なので仕事と思って、などで、積極的に参加しているものは一三・三％にすぎませんでした。

2　面接調査で語った回復者の「ことば」

面接調査では、
①アルコール依存症の回復とは何か
②なぜ自分がアルコール依存症になったと思うか
③自分にとって会（セルフヘルプグループ）とは何か
④会のどこが断酒に役立っているのか

⑤会に参加して自分がどう変わったか
⑥仲間が会を離れていく理由は何か
⑦セルフヘルプグループの現状について考えることはあるか
⑧会につながるまでに病気や状況はどのように悪化していったか
⑨最初に会に参加したきっかけは何だったか
⑩現在、会に参加する優先度はどのくらいか
⑪会に参加することに家族から協力を得ているか
⑫現在、自分は回復していると思うか
⑬どのようなきっかけから回復していったか
などについて尋ねました。

その結果をＡＡ、断酒会、その他のグループの三つの群ごとにまとめて以下に示しました。

(1) 各グループの結果と典型事例

① アルコール依存症からの回復とは何か

AA	ありのままで生きられること。本当の自分に出会うこと。正気に気づくこと。社会適応力の回復。アルコールなしでも生きられると気づくこと。変えられる部分は変え、変えられない部分はつれて歩けるようになること。
断酒会	自分の非を認められること。自分自身を信じられること。一般社会でやっていけること。平穏な生活をリズム正しく送れること。人間性を取り戻すこと。中庸でいられること。会の手伝いをすること。回復とは周囲が判断することである。
その他	謙虚になること、お世話になったものをお返しすること。

② なぜ自分はアルコール依存症になったと思うか

AA	過保護に育った。両親が離婚をし、寂しい育ち方をした。自分に我慢がならなかった。コンプレックスがいっぱいあった。挫折したときに酒に逃げていた。父親も酒がないと人と交流できなかった。

断酒会	機能不全の家庭で育った。「長男だから」と束縛されて育った。弱くて酒に依存した。酒に逃げたりごまかして生きていたから。自尊心を持ち上げたり落ち込ませたりして酒を飲んだ。
その他	父もアル中だった。甘えの構造から。

③　自分にとって会（セルフヘルプグループ）とは何か

AA	生きていくために必要なもの。人生そのもの。自己実現の場。命そのもの。心を落ち着かせるところ。自分を見つめるところ。居場所。自分の過去に気づいた。飲まないで生きる力をもらうところ。生き方が変わった。生のままの人生を楽しむことができるようになった。
断酒会	人生勉強の場。酒をやめ続けるのに必要な場所。心のよりどころ。生きていく知恵を学ぶところ。会の活動が人生のすべて。逃げ場所。心のバランスを保つところ。オアシス。人間性の回復の場。安心できる場。
その他	自分のための場。生まれ変わらせてくれたところ。断酒継続の元。

④　会のどこが断酒に役立っているか

AA	最初は居心地のよい居場所だったが、今は生き方が変わったことを感じられる。酒に頼らずに生きることができるようになる。謙虚にしてくれる。嘘をつかないですむ。前向きに生きられるようになった。スポンサーを通して自分を知れる。
断酒会	仲間の死を通して依存症が命に関わるものだと知った。人との出会い、支え合い、絆、心を開くことができるから。また苦しかったことを絶えず思い出させてくれるから。規則正しい生活ができる。仲間との競争意識。
その他	人格形成。

⑤　会に参加して自分がどう変わったか

AA	楽しくなった。毎日がうれしい。明るくなった。忍耐強くなった。楽になった。しらふの貴重さを知った。自分がかわいくなった。自分を見つめられる。仲間ができた。死を怖いものと見つめられるようになった。

断酒会	明るくなった。謙虚な気持ちになった。気が長くなった。待つことができる。感情の起伏が穏やかになった。自分を押さえる力がついた。弱さを見せられるようになった。仲間と調和できるようになった。断酒ができて家族とうまくいくようになった。
その他	忍耐強くなった。思いやりの気持ちを持てるようになった。

⑥ 仲間が会を離れていく理由をどう考えるか

ＡＡ	飲み足りないから。心の底では飲みたいから。仲間に入れない。人間関係。ＡＡの有効性の裏返しで神の手より悪魔の手の方が強かった。外圧（仕事や家庭の）のために通えなくなったから。
断酒会	飲酒欲求。人間関係。一人でもやめられると錯覚する。傲慢な気持ち。飲酒者に対する会の冷たさ。会のあり方や、会長のやり方。家族の協力のなさ。価値観が変わっていない。
その他	会に引きつける魅力がない。家族と本人の希望がずれてくる。

⑦ セルフヘルプグループについてあなたはどう考えているか

AA	AAに出合えてよかった。「アル中になってよかった」。生きやすくなった。ステップ5からは生き方の問題だと思う。一〇〇%洗脳されると危険。AAは生きるという仕事をくれたところ。日本のAAにはスポンサーシップがかけている。日本のAAはほとんどがビギナーコースで飽き足らない人も出てくる。
断酒会	断酒会で人の真心を知り、回復のきっかけになった。女性の会員には厳しい環境で回復率も低い。断酒が軌道に乗るまで妻の同行が欠かせない。断酒会は年功序列の社会、断酒歴を誇る人が残りたがる。会員が減るのは行政頼り、医療依存が強いため。若い人が離れていく傾向。家族が強いと会は機能しなくなる。今後、会の指針、規範を作りたい。
その他	自分の回復には会への奉仕が有効だった。奥さん同士の確執も強い。

⑧以降のセルフヘルプグループとの関わりについてまとめてみると、次の通りです。会につながるきっかけは、主治医に紹介されたり、家族が困り果てて先に断酒会につながったり、アメリカで飲酒運転で捕まり、刑務所に入る代わりにＡＡなどへの出席を含む断酒プログラムに参加したケースなど様々でしたが、一度で会に定着した人はほとんどなく、二～三回スリップをして悪化した後にやっと定着していました。

しかし、回復しはじめてからは会への出席を最優先にしており、毎日の日課に会への出席を組み込んでいました。家族もそれに協力していました。逆に、家族の協力がなければ何年酒をやめていても会から離れてしまい、数年のうちに再飲酒につながってしまうと認識していました。

以上がセルフヘルプグループごとに回復者が語った言葉ですが、典型的な回復像を示した事例をセルフヘルプグループごとに紹介しましょう。

【事例――12】ＡＡ　吉川さん　三十歳代の男性

生まれてすぐに両親が離婚し、祖父母に預けられた。祖父母は宗教活動をしており、信者の子どもと一緒に育てられた。小学校三年生の時に父親に引き取られたが、そこには年の若い継母と妹がおり、本人はなじめずに非行などのトラブルを引き起こした。「自分は小さいときから感受性が強く、愛情に飢えた子どもだったと思う。自分を繕《つくろ》う傾向があった」と語っている。

・飲酒歴と断酒歴

十七歳で初飲。祖父母の宗教団体から献上された酒をよく飲んでいた。十八歳頃からは焼鳥屋などで、逃避の酒を飲んでいた。高校卒業後、調理師学校で一年学び資格を得て、調理師として三カ所で働いた。二十歳の時、飲酒運転で事故を起こした。二十五歳で渡米し、日系レストランで四年間働き、その後、日系の会社にサラリーマンとして勤務し、日本風の「つき合い酒」が始まった。飲酒運転で捕まり、義務としてＡＡに出席させられた。七年間のうちに四回飲酒運転で捕まり、重罪として警察に留置され、三年間免許を取り上げられたり、十カ月のハーフウエイハウスの生活を経験した。この間に妊娠していた妻を帰国させ、結局、離婚することになった。

・セルフヘルプグループにつながったきっかけ

アメリカでは飲酒運転で捕まると work follow program（勤務しながらの刑務所）、ハーフウエイハウス、カウンセリング、アルコール治療プログラムなどとともにＡＡのミーティングへの出席が課せられる。三十四歳で断酒を始め、スポンサーシップが得られたことが継続につながり、現在に至っている。

吉川さんは現在、サラリーマンとして働きながらＡＡの活動にも積極的で、日米間を往復している。

・セルフヘルプグループの効用

ＡＡのプログラムで自分の過去に気づいた。自分を知ることができた。生き方が変わり、生きることの意味を知った。楽になり、酒に頼らずに生活できるようになった。ＡＡのメンバーであることに誇りを持っている。

【事例――13】断酒会　古田さん　六十歳代の男性

会社員の家庭に生まれたが、高校生の時に父親が死亡した。

・飲酒歴と断酒歴

十六歳で初飲。高校時代は週に一度くらいだが、飲むときは友人の三倍は飲んでいた。高卒後に鉄鋼関係会社に就職し、五十五歳の定年まで勤めた。二十歳の頃には一升酒を飲んでいた。二十一歳の時、酒で身体をこわして内科に受診、続けて四回入院した。二十五歳で結婚し、三人の男児をもうけた。三十一歳の時に妻が断酒会に入会。三十二歳の時に最初の精神病院入院。その後、断酒道場に三カ月入所し、本人も断酒会に入会した。一年三カ月断酒したが、三十三歳の時に転勤を機に再飲酒。三回目の入院でK先生に出会い、先生に断酒会を再度紹介され、三十四歳で断酒を再スタートし、現在に至っている。三十七歳の時に妻は育児のために断酒会を退いた。

・セルフヘルプグループにつながったきっかけ

最初は妻が入会した。次はK先生に紹介された。

・現在の生活

五十五歳で早期退職をした後は、自分で建築設計事務所を十年間経営した。断酒会の活動のためにそれも閉鎖し、現在、月に二十日は会の活動をしている。三人の子どもはそれぞれ独立し、現在は妻と二人暮らし。

・セルフヘルプグループの効用

短気だった自分を抑える力がついた。冷静でいられるようになった。仕事ができるようになり生活も安定した。仲間が崖っぷちで首をつないでくれたこともあり、仲間の存在が自分の断酒を助けてくれている。

【事例――14】その他のグループ　宮田さん　七十歳代の男性

両親と兄二人、姉二人、妹の家族構成。長兄は外交官（十歳以上年が離れており、自分の面倒をよく見てくれた）、次兄は関東軍で戦死、兄二人が偉かったので反発もあった。父親が酒乱型のアル中。

・飲酒歴と断酒歴

十七歳で初飲、大学卒業後、商社に就職したが、まもなくそこが倒産。貿易会社に就職したが、そのころから飲酒でトラブルを起こし、社内でも注意を受けるようになり、六年で退社した。その後、転職を繰り返した。三十三歳でアルコール依存症と診断され、第一回目の入院となった。結婚させれば落ち着くのではないかといわれ、三十五歳で見合い結婚したが、妻とはしっくりいかず、酒を飲んでは妻にしばしば暴力を振るった。三十五歳で「断酒友の会」に入会したが、すぐに脱会。姉が婦人雑誌で知った禁酒同盟につながった。三回目の入院でH先生と出会う。「どうせすぐに飲むだろう」といわれて反発した。三十八歳で断酒を試み、四十一歳で「友の会」に再入会。妻と子どもを伴いながら「友の会」に通い続けた。六十一歳の時に仲間と独自のセルフヘルプグループを作り現在に至る。

・現在の生活

子どもは結婚して独立、妻と二人暮らし。二十回以上も転職した後、ボイラー監視の資格を取り、七十歳まで働いたが、現在は年金生活。セルフヘルプグループの会の運営（月一回）と機関誌の発行、いくつかのセルフヘルプグループに参加している。息子は自分のことを認めてくれているが、妻は未だに批判的。

・セルフヘルプグループの効用

忍耐強く穏やかな人間になった。自分で会を運営してからは視野が広がり友達ができた。それまでは"井の中の蛙"だった。会が断酒継続の元であり、「自分が会をやっているから飲めない」「飲んだら会がつぶれてしまう」と思っている。

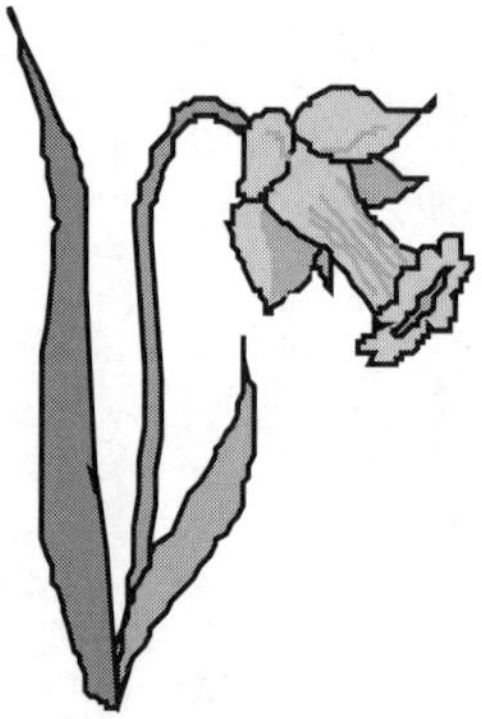

（2）セルフヘルプグループ三群の比較ーカテゴリーの抽出ー

回復者二十九名の調査から、セルフヘルプグループ三群（ＡＡ、断酒会、その他）を比較してみました。三群の間には飲酒歴、断酒歴、入院歴などに有意な差はなく、現在の年齢、断酒期間、セルフヘルプグループへの出席回数に違いが見られました。年齢はＡＡのメンバーが一番若く、次いで断酒会、その他のグループでした。この理由は、その他のグループの会員が断酒を始めた頃にはＡＡはまだ日本では機能しておらず、断酒会も高知県で旗揚げされた頃であることによります。

面接調査の内容を表にしてみました（表1）。セルフヘルプグループの機能に関して回復者が語った内容に大きな相違はありませんでしたが、カテゴリー化してみると違いが認められました。

「セルフヘルプグループの意義」に関して、ＡＡは「自己実現の場」という認識がありました。このような認識は他のグループには認められず、ＡＡのメンバーはアルコールや断酒とはかけ離れた次元の、いわば実存的レベルの課題をセルフヘルプグループを通じて求めているようでした。とくに、ＡＡのメンバーは他のグループに比べると離婚したものが多く、離婚に対して罪の意識を持っていないように感じられました。

断酒会とその他のグループでは、断酒を通して夫婦関係の回復を重視しており、関係がよくならなくても離婚を望まないものが多く見られました。ＡＡは本人だけのクローズドミーティングを行っているのに対し、断酒会では「家族も共に本人のアルコール問題に取り組んでいこう」としているという違いからくるのでしょう。家族を有するものは断酒会につながりやすく、単身者、離別したものがＡＡにつながりやすいという傾向もみられます。

「会のどこが断酒に役立っているか」では、ＡＡは生き方の変化をあげているのに対し、断酒会では、仲間との関係性（人間関係）や生活習慣の確立という具体的な日常性に密着したレベルで、セルフヘルプグループの有効性をとらえています。人格形成をあげたその他のグループは、ＡＡと断酒会の中間に位置しているといえるでしょう。

次に「自身の変化」ですが、三群が共通して述べていることは「楽になった」でした。しかし、ＡＡではさらに「自己の再認識」をあげており、断酒会では「仲間との調和」をあげていました。ここでもＡＡが自分自身を、つまり生きることそのものを見つめているのに対し、断酒会では他者との関係性、つまり社会イコール人間関係の中で生きることを念頭に置いて自身の変化をとらえています。

「仲間が会から離れていく理由」に関しては、断酒会やその他のグループでは「会や他者の支えの欠如」をもあげているのに対し、ＡＡでは自己責任に徹していました。

表1　インタビュー内容のカテゴリー化

	AA	断酒会	その他のグループ
①アルコール依存症からの回復とは何か	自己発見 価値観の変化	人間性の回復 社会適応	
②なぜ自分がアルコール依存症になったと思うか	酒への逃避 過保護あるいは愛情欠如	酒への逃避 機能不全家庭	酒への逃避
③自分にとって会（セルフヘルプグループ）とは何か	自己実現の場 安心できる場	断酒の場 安心できる場	断酒の場 自己再生の場
④会のどこが断酒に役立っているか	生き方が変化した 正直でいられる	仲間との出会い、支えあい 生活習慣の形成	人格形成
⑤会に参加して自分がどう変わったか	楽になった 自己の再認識	楽になった 仲間との調和	楽になった

⑥仲間が会を離れていく理由は何か	飲み足りない 人間関係	会・他者の協力やサポートの不足 人間関係	会の力不足 人間関係
⑦セルフヘルプグループについて考えることはあるか	会への感謝 プログラムについて スポンサーについて	会をめぐる家族との関係について 会の活動に対する批判と期待	会への感謝

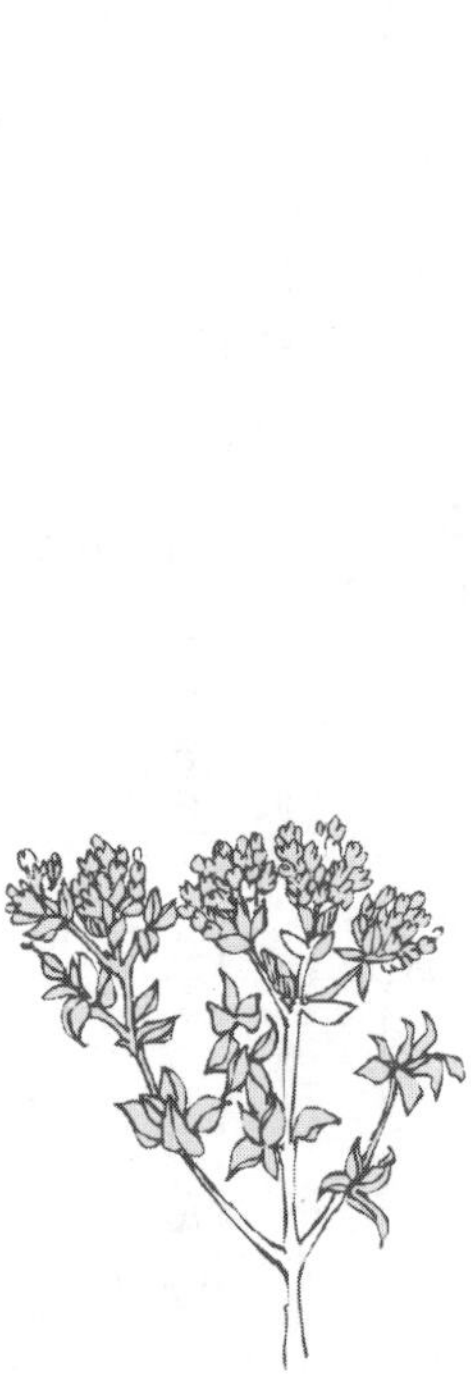

3　自尊心を取り戻し生き方を変える

(1) 回復とは自尊心を取り戻すこと

① 自尊心をどう取り戻すか

アルコール依存症からの回復者の語った言葉からうかがえるアルコール依存症からの回復とは、自尊心を取り戻すことでした。「アルコール依存症からの回復のとらえ方」では、AAの「自己発見」「価値観の変化」からは「新たな人生」「生まれ変わる」というテーマがイメージされるのに対して、断酒会では「人間性を回復して社会に適応していく」というように、「現実社会への適応」がテーマになっていました。

グループ間の相違としては、AAでは〈セルフヘルプグループを媒介として個を基盤とした生き方の変化と自己実現の確立をはかろうとしている〉のに対し、断酒会では〈人や社会との関係を重視し、セルフヘルプグループを社会への再適応をはかるための人間性の回復の場としている〉といった違いがみられました。

断酒会では仲間の存在を「競争意識の対象」と見ていたり、会の組織や性格を「年功序列」という表現でとらえていたり、飲酒者や女性に厳しい環境であると述べているように、断酒会の方がよい意味でも悪い意味でも、メンバーによる他のメンバーへの干渉が強くありました。ただしそれがプラスに働けば、メンバー間に強力な連帯感や団結性を作り出し、メンバーの断酒継続を促進させる効果も推測されました。

ＡＡでは「スポンサーシップ」「12ステップ」「ハイアーパワー」などの言葉が語られ、「絶対的存在と自分」という枠組みが想定されていました。

抽出した彼らの言葉からも、面接時の彼らの態度からも、どのグループにも共通して認められたのは、彼らの「今ある自分を肯定している姿勢であり、言葉」でした。すなわち、彼らは自己肯定感を取り戻していたのです。

以上のことから、ＡＡにおいては個人主義を基盤とした、あえて言えば〈神と向き合っての自己肯定〉であり、断酒会においては〈人間社会の中での自己肯定〉であるといえるでしょう。その他のグループは支援体制がない時なので〈つっぱり断酒・頑張りによる自己肯定〉といえるでしょう。

アルコール依存症からの回復についても、誰も断酒のみが回復とはとらえていませんでした。彼らにとって回復とはまさに生き方を変えることであり、価値観の変革でした。それまでの自己中心的な生き方は謙虚なものに修正され、周囲の人びとに対して感謝できるようになっています。多くのものが変革によって真の生きる喜びを見いだしていました。何人からか聞かれた「アル中になってよかった」という声も真摯なものでした。

② 回復者のみるアルコール依存症

断酒会、ＡＡに関わりなく、回復者たちはアルコール依存症を単なる「酒の飲み過ぎ」であるとはとらえておらず、様々な人生上のトラブルやストレスからの「酒への逃避」を自分がアルコール依存症を発症した原因としていました。そのうえ、以下のような大きく三つに分類できる原因を挙げています。

1　生育環境、家族環境が原因

「親に死なれて家庭的に恵まれなかった」「親が過保護だった」「母親が兄と比較していつも自分を罵倒していた」「父親がアルコール依存症だった」などと述べ、それが自分のアルコール依存症の発症につながったと理解しています。

2　自身の性格が原因

「コンプレックスがいっぱいあった」「何でも一番でないと気がすまなかった」「見栄っ張りで、弱くても強がりを見せる」など、自分の性格が原因と考えています。

3　職場、家庭環境が原因

職場の人間関係や仕事のプレッシャー、夫婦間の葛藤などが原因と考えています。

このように、多くのものが複数の局面から原因を見定めていましたが、主要な局面は「親との関係」の結果ともいえる「自分の性格傾向」を強調していました。長子ゆえに親からゆがんだ形で愛情を注がれたり、一方で親に愛される体験が非常に少なかったり、他の兄弟との比較で自ら自分に過大な目標を課していたりしていました。

こうした背景から、子どもの時からそのままの存在ではあり得なかった彼らの姿や、自分に対する十分な信頼が獲得できなかった姿がうかがわれました。こうした環境の中で「コンプレックス」や「強がり」といった性格傾向が生じてきていると推察されました。

彼らはさらに、アルコール依存症を単なる酒の飲みすぎととらえるのではなく、成育歴や性格特性による生きづらさの結果としてとらえており、これらの自己洞察は、ミーティングをはじめとするセルフヘルプグループの活動や仲間との交流から導かれていました。

なお、別の調査で、現在治療中のアルコール依存症者は自分がアルコール依存症になった原因を職場や家庭環境が原因ととらえており、回復者とは有意に異なっていました。

③　依存症者のオアシス・セルフヘルプグループ

アルコール依存症者に対する面接調査で明らかになったセルフヘルプグループの機能を抽出すると、以下のようになります。

1　ほっとできる時空間

問題飲酒行動の連続によって、職場でも家庭でも居場所を失ったアルコール依存症者、強い飲酒欲求を持ちながらも断酒を継続しなければならないアルコール依存症者、すなわち危機的状況下にある彼らに、セルフヘルプグループは「ほっとできる時空間」を提供し、精神的安寧と生き続けるためのエネルギーを提供していました。

2　精神的サポート

アルコール依存症者は、セルフヘルプグループにおける仲間との時空間の共有体験（触れ合い）と相互作用を通して培われた親密性から、他者との一体感や精神的サポートを得ていました。

3　情報とアドバイス

アルコール依存症者はセルフヘルプグループを通じて、アルコール依存症や依存症者の転帰などに関する具体的な情報を得て、断酒に対する動機づけが高められています。また、仲間から直接、セルフケアを継続する上で有効なアドバイスを得ることができています。

４　新しい生き方を見いだす

新たな仲間のアルコール依存症者に対するやメッセージ活動や自助活動を通じて、「自分のことだけに囚われる」のではなく、「他者を思いやる」といった姿勢や情緒体験を得たり、毎晩のように例会に出席することによって規則正しい基本的な生活習慣を確立できていました。併せて「実行」を重視した生活態度を取り入れることによって、現実を直視し、日々の生活を誠実に送ることに価値を見いだしていました。

５　自己洞察、自己成長の場

自助活動や他者との関わりの中で「自己洞察」の機会が増え、新たな「生きる意味」「生きる方向性」などを学んでいました。これまでの飲酒を中心とした価値体系から、他者との触れ合いや自己成長を重んじた価値体系に変化していました。

６　自尊心を取り戻す場

以上のような過程を通して、自己像が変化し、本来の自尊心を取り戻し、精神的な安定感と充足感を体験していました。

組織や活動のあり方はグループによって異なっていますが、セルフヘルプグループの機能に関しては三群間に大きな違いはありませんでした。

第6章でも触れますが、岡知史氏はセルフヘルプグループの基本的構成について「わかちあい」「ひとりだち」「ときはなち」の三つをあげています。「わかちあい」とは「情報や感情、考えなどを同等な関係の中で自発的に、しかも情緒的に抑圧されていない形で交換すること」であり、「ひとりだち」は「わかちあいを通して自分の状況を自分自身で管理し、解決法に関しても自己決定しながら社会参加していくこと」としています。「ときはなち」は「内面化された自己抑圧的な構造を取り除き自尊感情を取り戻すこと、さらに周囲の人々の差別や偏見を改め、資産配分の不均衡や社会制度の不平等をなくしていくこと」だといいます。

アルコール依存症のセルフヘルプグループの機能では、わかちあい、生活の自己管理、内面化された抑圧からの解放に関しては三群に共通でありましたが、自己決定、社会改善運動（異議申し立て）については顕在化していませんでした。

断酒会では会員の「和」および会「全体」を重視しており、自己決定はまったく重視されていません。AAでは「個」を重視しているので、断酒会よりは独り立ちしているのかもしれません。離婚者の離婚に対する〝あっけらかん〟とした態度につながっているように感じられました。

(2) アルコール依存症の回復とは生き方を変えること

アルコール依存症からの回復についてさらに検討を深めました。ここでは前節で明らかになった「回復とは自己肯定感、自尊感情を取り戻すこと」に注目して、セルフヘルプグループの枠を取り除いて、彼らの生き方そのものに着目して回復のあり方を分類・分析してみました。

自己肯定感の基盤は個人によってそれぞれ異なり、ある人にとっては社会的成功であり、ある人にとってはセルフヘルプグループにおける活躍であり、ある人にとっては仕事や家庭をほどほどに維持して人生を全うすることでした。セルフヘルプグループによって支えられているものや社会的価値観に左右されることなく、自己の価値観、信念によって生きぬくことを選択した人もいました。

もちろん、社会的に成功しながらセルフヘルプグループで活躍する人、セルフヘルプグループに支えられながらセルフヘルプグループで活躍する人もあり、多くの人は己れの生き方や生活態度など複数の側面で自己肯定感を獲得していましたが、根本の核となる部分でその人の肯定感を支えているものは何かに着目すると、以下の五つの類型を見いだすことができました。

①　社会的に成功しているグループ
②　セルフヘルプグループで活躍しているグループ
③　セルフヘルプグループに支えられているグループ
④　仕事も家庭も維持できたグループ
⑤　社会的制約から離れた生き方を選択したグループ

五つの類型ごとの詳細は表２－１以降に示しますが、五つの類型を概括すると表２のようになります。

表2

グループ名	人数	平均年齢	キーワード
社会的に成功しているグループ	三人	六十四・七歳	自分自身　和　仲間
セルフヘルプグループで活躍しているグループ	十二人	六十・六歳	人間性の回復　社会
セルフヘルプグループに支えられているグループ	三人	四十五・七歳	生きる支え
仕事も家庭も維持できたグループ	五人	五十九・六歳	他者との関係性
社会的制約を離れた生き方を選択したグループ	六人	四十四・五歳	自己洞察　変革

〔類型と属性〕

類型ごとに属性をみると、統計的に性別、年齢、断酒期間に有意さが認められました。性別では、四名の女性のうち三名までがセルフヘルプグループに支えられているグループに類型化されました。男性では年齢が高いほど社会的に成功あるいはセルフヘルプグループでの活躍を自己肯定の根拠にしたものが高く、若い者ほど意識変革にその根拠を持っていました。断酒歴、学歴、職業の相違は認められませんでした。

詳しくは表2－1以降にありますが、それぞれの類型について簡単に述べてみましょう。

① 社会的に成功しているグループ

建築事務所を経営した後、断酒会の仕事を精力的にやっている六十歳代の男性、自営業を繁昌させていながら県の断酒会の事務局長をしている五十歳代の男性、大企業で重役をしていながらクリニックで断酒の集いを定期的にやっている七十歳代の男性、の三人です。

彼らは仕事の上で成功していることに誇りを持っていますが、同時にセルフヘルプグループ活動にかなりの時間を割いています。

表2-1　社会的に成功しているグループの発言内容

類型	性別年齢	所属するセルフヘルプグループと役割	自分にとっての会の意味	会に参加して自分がどう変わったか	アルコール依存症からの回復とは
社会的に成功しているグループ	男性 六十代	断酒会 断酒会会長	自分自身の回復をはかるところ、人間性の回復をはかるところ。会が人生のすべて。断酒会で役立っているところは仲間。	元々は短気な人間だった。それがぐっと押さえることができるようになった。常に冷静でいられる。したがって生活が安定、仕事もきちんとしていける。	自分の否を認めること。職場関係でも人のせいにしないこと。
	男性 五十代	断酒会 県断酒会の事務局長	自分のため（健康のため、断酒会のつきあいの和）	気が長くなった。上下を考えずにものが言える。思いやり、相手の気持ちを考えることができる。ライフスタイルに合わせて会に参加。	回復は外に出ていって普通の社会人になること。「断酒会人」といわれるが断酒会の指導者がイコール社会人にならないといけない。

	男性 七十代	その他 クリニックで会を主宰	仲間に教えるためではなく、自分自身のためにやっている。	それまでは酒のことばかり考えていた。価値観が変わる、協調性。	酒をやめているだけでなく今までと異なった考え方で生活すること。社会復帰という意味では少なくとも働いているうちはできれば酒席にも出ないと社会復帰とはいえない。

②　セルフヘルプグループで活躍しているグループ

このグループに一番多くの人数が属しています。断酒会の県の会長をやっているか副会長をしている五十歳代から七十歳代の断酒会会員が八人。四十歳代一人、五十歳代二人のＡＡグループを主宰している男性。その他のグループを主宰している七十歳代の男性です。四十～五十代の男性は自営業などをやっていますが、六十歳代以上の多くは年金生活をしながらセルフヘルプグループで活躍しています。彼らにとっての生きがいはセルフヘルプグループの活動であり、これが生活上の最優先になっています。会の維持、新しい会員や家族の世話などに昼夜を分かたず活躍しています。

表2-2　セルフヘルプグループで活躍しているグループの発言内容

類型	性別 年齢	所属するセルフヘルプグループと役割	自分にとっての会の意味	会に参加して自分がどう変わったか	アルコール依存症からの回復とは
セルフヘルプグループで活躍しているグループ	男性 六十代	断酒会 県断酒会会長	普通の社会でこれだけ利害関係がなく本音の話を聞ける場はない。人間性を回復する機会を与えてくれたところ。	以前は自分が絶対だと思っていた。酒を飲んでいたら人間性の回復なんて考えなかった。	”人間性の回復“であり一生続けるもの。断酒会に入ってその機会が与えられたのだから、アル中になってよかった。
	男性 七十代	断酒会 県断酒会会長（元）	自分だけのためではなく相手のためにもなるところでなければならない。自分のために自助グループを	酒を飲んでいると人のせいにする、何でも人のせいにしてきたけれど、酒やめてこの社会でしんどい思いをして	一生懸命人のこと、家族のことを思えること。一生回復していかないといけない。

セルフヘルプグループで活躍しているグループ	
	男性 六十代
	断酒会 県断酒会会長
やるとだめになる。自助グループは市民の中にはいって自分がアルコール依存症になって立ち直ったと、こういうふうにして立ち直ったということを言い続けていかなければならない。	断酒イコール生きること、だから断酒会への出席は当たり前という気持ち。依存症を治療していく場所が断酒会。社会に迷惑をかけないで生きていく力を学ぶところ。
一生懸命努力してやっている人の姿が見えるように・・・、その人の生き様が見えてくる、共感ができるようになった。	心に安らぎがもてるようになった。自分の心がすべてのものから学べる、子どもの一言からも学べる。飲んだ年数、断酒しなければ一人前になれない。
	いくら酒をやめていても家庭生活がうまくいかなかったら人間的に丸みがない。家庭大事。回復とは周りから評価されるもので自己回復では意味がない（自分で評価しても仕方ない）。

セルフヘルプグループで活躍しているグループ	
	男性 六十代
	断酒会 県断酒会会長
	体験談をきくことで酒をやめられる。やってもらったことを返す報恩感謝。
	価値観が変わった。もうけよりも酒をやめることの方が自分にとってもうけ。例会に出るために仕事を変えた。
今を大事にすること。アルコールのなかでドロドロした中で生きていくことが、それが自分に与えられた使命。	回復している人とは、本を読んで理解できてそれが酒害相談に生かされたり会の中で生かされたり、そうした努力をしている人のこと。我が出て自己流というかそういう自慢話でやっている人は回復者とは言えない。責任を持って役を果たす人、それを忠実にできる人のこと。

セルフヘルプグループで活躍しているグループ	
男性　五十代	男性　五十代
断酒会　県断酒会副会長	断酒会　地域断酒会会長
会は人生そのもの、酒をやめるための会で結果はあとからついてくる。自分はアル中ということで、酒をやめていかなければいけないということで、しかるべき場所に身を置くのはきわめて当然。人間性の回復は酒をやめている限り続く。	酒をやめ続けるには必要なところ。仲間とやめていくのが楽。体験発表しながら自分のことを思い起こしながら自分のこ
アル中のために社会から追放されたと思い誰に対しても心を閉ざしていた・・・それが仲間と出会うことで徐々に開いていった。マイナスからプラス思考に変わった。人を愛することができるようになった。花や自然がきれいだと思うようになった。	飲まないで生活できるようになり元気になった。知識が増えた。
人やものを認識できて自分の存在感を認めて、人と連帯をもてたり一体感をもてたり人を愛せること。自分を愛することができれば、自信があれば自分を慢性的に傷つけるようなことはしない。	普通の生活ができる。一般社会でやっていける。

セルフヘルプグループで活躍しているグループ				
		とに気づいていくことが回復に。		
男性 六十代	断酒会 県断酒会役員	断酒継続に欠かせないところ。常に自分を見直すことができる。	仲間と調和できるようになった。	人間性の回復。本当の自分を知る。社会復帰すること。
男性 五十代	断酒会 県断酒会事務局	違う環境の仲間との出会いで教えられることが多かった。そういう意味で依存症になってよかった。会は安心できる場所、自分の飲酒中の姿が映し出せるところ。人との出会い。	謙虚な気持ちになれた。自分を振り返るようになった。	気配りができるかできないかということ。

セルフヘルプグループで活躍しているグループ				
男性 五十代	AA GSOの所長	生きていくために必要、飲まないで生きるのに必要なプログラムがある。	自分自身に対して素直になれる、嘘をつかなくてすむ。	社会適応能力の回復、自己破壊していたが……
男性 五十代	AA AAグループ主宰	飲まないで生きる力をもらうところ。	以前は、相手が自分を求めるのは自分がそれだけの仕事をしているからだ、評価の対象は金だけだという考え方だった。	アルコールを飲まないことに気づくことが回復の兆しでは…手放さねばならないものがたくさんある、最初が酒。
男性 四十代	AA AAグループ主宰	飲まないで生きていく上で必要なところ。小さい頃に求めていた生き方みたいなものがプログラムに。	仲間や知り合いがたくさん増えた。正直であることを目指せるようになった。	自分も他の仲間と同じだと感じること。
男性 七十代	その他 SOS主宰	いろいろな人と知り合える。	忍耐強くなった、穏やかになった。視野が広くなった。	自分がアル中だと認めることが第一。

③ セルフヘルプグループに支えられているグループ

このグループは三人ですが、いずれも女性です。五十歳代の断酒会員と三十歳代と四十歳代のAAメンバーです。女性が毎日のようにセルフヘルプグループに通うことは男性の場合より困難が多く、家族などの理解が得られにくいのですが、それでも頑張って断酒を継続するためにセルフヘルプグループに通い続けられるのは仲間が支えてくれるからです。

彼女たちは断酒する前の家庭や地域での居場所が失われたり、いづらくなってしまい、セルフヘルプグループに通うことにより生きる力をもらっています。

表2-3　セルフヘルプグループに支えられているグループの発言内容

類型	性別 年齢	所属するセルフヘルプグループと役割	自分にとっての会の意味	会に参加して自分がどう変わったか	アルコール依存症からの回復とは
グループ	女性 五十代	断酒会 アメシストの会 窓口	生きていくために必要なところ(価値観を変えてくれた)、一人で生きていく支えになっている。	飲む前の素面の自分より、今の自分が好き(自分が好きになった)。こんな家が欲しいというような欲が	人間性を取り戻すこと。

セルフヘルプグループに支えられている

			抜けた。他人のせいにばかりしていた自分が変わった。今の方が生きやすい。	
女性 三十代	AA AAのメンバー	アルコールの病気において唯一の治療の場。	健康的に考え行動するようになった。自責することが少なくなった。	現実から逃避しないでアルコールの力に頼らず生きること。
女性 四十代	AA AAのメンバー	生きるという仕事をくれたところ、命そのもの。	酒なしで生きれるようになった。「死にたい、空しい」生活から朝起きるのが楽しい。	新しく生き直すこと（毎日の生活が楽しい）、価値観の変化。

④ 仕事も家庭も維持できたグループ

五十歳代が三人、六十歳代が二人で、いずれも男性であり、現役で仕事を続けています。飲酒でかなりのトラブルは経験しましたが、家庭も仕事も維持できており、セルフヘルプグループでの活動もそれなりに熱心にやっています。彼らが仕事の現役を退くと、県の断酒会の会長などになると予測されています。彼らは仕事が続けられていること、家族の中に居場所を見つけられたことに誇りを感じています。

表2-4　仕事も家庭も維持できたグループの発言内容

類型	性別 年齢	所属するセルフヘルプグループと役割	自分にとっての会の意味	会に参加して自分がどう変わったか	アルコール依存症からの回復とは
仕事も家庭も維持できたグループ	男性 五十代	断酒会 県断酒会会長	ストレスのはけ口として、誰もが口外せずにお互いの悩みを語り合える場所。断酒継続の確認の場。	物事にすべて一呼吸おけるようになった。「おれは間違ったことを言っていない」という感覚から、人の話が聞けるように他の意見を受け容れられるようになった。周りのことを考えて個人的な欲望を抑えられるようになった。	できる限りのものを捨てることができる。

仕事も家庭も維持できたグループ				
男性 五十代	断酒会 県断酒会副会長	生きる方法の一つ。会にいないと生きていけない。自分を知ることを通じて生きていくことを教わった場所。	妻と共通の話題がもてた。相手の立場、思いやり、考え方の幅ができた。	家庭の中で家族が笑って暮らせるように努力すること。自分自身はアル中を根底にして謙虚に生きること。自分を知り続けること。
男性 六十代	断酒会 断酒会事務局長	断酒会に行くのが当たり前。生かされているところ。	仲間が親切にしてくれ、人間的な関係に感動した。短気だが待つことができるようになった。	酒とけんかしなくなること、「飲めたらいいな」という発想がなくなること。
男性 五十代	ＡＡ ＡＡのメンバー	酒をやめられた(断酒会にはない何かを感じた)。一番居心地の良い場所で、今の自分に酒はいらない(酒に逃げなくてよい)。	「俺が、俺が」といわなくなった。丸くなった。人との関係で逃げなくなった。	新しい生き方を見つけた。生きる喜び。

	男性 六十代	その他 県断酒友の会会長	生まれ変わらせてくれた。先生の指導により仲間の生き方が自分にとって戒めになった。	人間らしさ、人の道、周りの人を思いやる心、思いやるゆとりができた。	思いやれること（それまでは自分の思いとのギャップが許せなかった）、思いやるゆとりがなかった。

⑤社会的な制約を離れた生き方を選択したグループ

このグループは年代が若く、三十歳代の女性の断酒会会員で、酒と薬物依存症だったときに知り合った二十歳以上も年上の元やくざと結婚し、二人とも酒も薬物も断つことに成功し、二人でアルコール依存症のための作業所をやっている例。妻と別れて自由に生きている四十歳代の断酒会会員。そのほかは四人ともＡＡのメンバーです。三十歳代で妻と離婚し、日米のＡＡのメンバーとなっている男性。ひどいアルコール中毒だった頃に妻に家を追い出されて路上生活者になったが立ち直り、ＡＡのメンバーの女性と結婚したがその後、数年で別れ、別の女性と再々婚をし、仕事を続けながらが趣味の写真を撮影しに毎月のように出かけている五十歳代の男性。妻と別れてマイペースで好きな仕事をしたりＡＡの仲間とあちこちのステップアップセミナーなどの旅行をしている四十歳代の男性二人です。彼らは世間の人がどう見るかなどという次元のことには関わりなく、マイペースで新しい生き方を選択しています。

表2-5　社会的な制約を離れた生き方を選択したグループの発言内容

類型	性別 年齢	所属するセルフヘルプグループと役割	自分にとっての会の意味	会に参加して自分がどう変わったか	アルコール依存症からの回復とは
社会的な制約を離れた生き方を選択したグループ	女性 三十代	断酒会 断酒会会員	最初は嫌なところ。今はオアシス、逃げ場所、自己を確認し人生の勉強の場。やめていると体が楽。人と人との出会い、ふれあい、支え合い「絆」。	明るくなった、忍耐強くなった。	心身の充実、平穏な生活をリズム正しく送れること。
	男性 四十代	断酒会 県断酒会会長	心のバランスを保つところ。自分がみえる。	感情の起伏が穏やかになった。自分自身を信じられる、自分に愛着を感じられる。ジョ	心と体のバランスを中庸で生きられる、自分に愛着が持てること。

社会的な制約を離れた生き方を選択したグループ

			ークをジョークとして感じられるようになった(以前は弱さをみせてはいけないという気持ちが強かった)。	
男性 五十代	AA AAのメンバー	自身の原点を見直すところ。	素面の時間の貴重さが実感できる。	普通の社会のなかで生活できること、酒のことを思いださないで生活できること。
男性 四十代	AA AAのメンバー	心を落ち着かせたり見つめるところ。	自分を見つめるようになった。	飲まないで生きる、自己啓発。
男性 四十代	AA AAのメンバー	居場所、自己実現の場、共同体、生きるために一度死んだところ。	朝の光がうれしいと感じられるようになった。	寝られること、生きるために一度死ぬこと、本当の自分に出会うこと、自分が生きている世界の広さを知ること。自分が帰り着く家があると思える

					こと、自分が死んでも無にならないと感じること。
	男性 三十代	AA AAのメンバー	AAのプログラムで自分の過去に気づいた。生き方が変わった。	楽になった。生きることの意味を知った。魂の求めているもの、本来の魂の姿、生き方と一致する方向に変わっていった。	プログラムが入って魂が解放されること。

「生き方を変えること」というのは必ずしも職業や家庭を変えることではなく、人生の重点の置き方を変えることとです。アルコール依存症者はとことん追いつめられて、自己否定を経てセルフヘルプグループの中で自己肯定に至り、他者（社会）の見る目を超越しています。他者や他人の視線におもねていないその生き方に清々しさを感じました。また、良い回復を遂げている人ほど、謙虚であり限界（無力）を心得て、なお他者を助けようとしていました。

第4章

家族も回復しなければならない

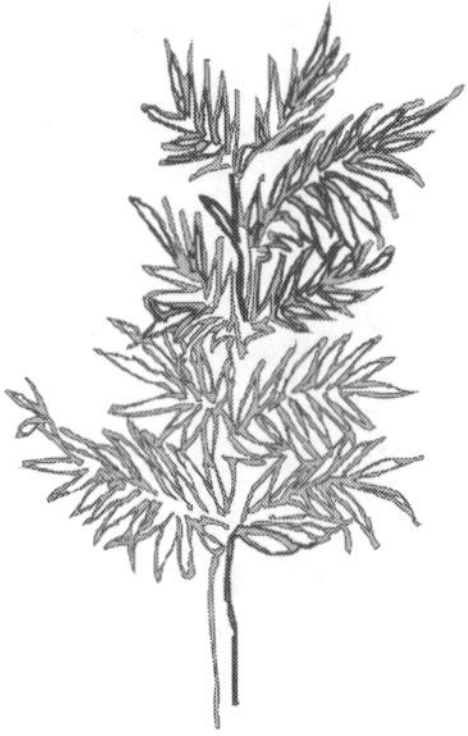

１　家族（配偶者・親）の回復とは

アディクションは家族の病です。ツンバーグ（Zimbergのモデル）はアルコール依存症を例にとって、嗜癖行動の発展のメカニズムとして、「成育歴の初期に拒絶体験や過保護、早すぎる自立、緊張状態などを体験し、過度の依存欲求、過度な愛着欲求が育っていく。そのため人生の中で何度も拒絶感、拒絶体験を味わい、自分の存在に対する不安が目覚めていく。その反動として誇大思考に陥り、さらに人間関係において失敗をかさねていく。そして自責の念、罪悪感、寂しさ、怒りなどの満ちた人生となり、それから逃れるために酔いを求めていき嗜癖行動が発展していく」と述べています（図１・アディクションの心理の項参照）。すなわち、人生の初期における母子関係で獲得できなかった基本的信頼感が寂しさやむなしさを招き、アルコール依存症などの嗜癖行動へとのめり込ませるのです。

さらにアディクション問題をもつ家庭では、父親（あるいは母親）のアルコール問題やギャンブルなどによる暴力、約束忘れ、借金など様々な問題行動とそれに伴う困難に振り回され、子育てどころではなくなってしまった母親（あるいは父親）との間で、子どもたちは健全な家族像を体験できずに成長し、いわゆる「アダルト・チルドレン」（Adult Children of Alcoholic）

となります。

彼らは家族としての愛情の示し方や健全な日常生活の仕方を知らないだけでなく、感情のコントロールやストレスコーピング（ストレスの対処法）などについてゆがんだ両親のやり方しか見ないで成長し、親と同じアディクション問題を引き起こすような育ち方をしていきます。このように、アディクションは親の世代から子どもの世代に伝わっていく家族病理を持つという意味でも家族の病なのです。

アルコール依存症を例にとって家族の問題を見てみましょう。

アルコール依存症者の家庭では、父親（あるいは母親）のアルコール依存による暴力、約束忘れ、借金など様々な飲酒問題やそれに伴う困難に振り回され、子育てどころではなくなってしまった母親（あるいは父親）を指して「共依存症」といいます。共依存症者は配偶者の飲酒やギャンブルなどの嗜癖行動を何とかコントロールしようとして、常にそれに失敗を繰り返しているうちに、「私が頑張らなければ」という使命感とともに、配偶者だけでなく家族みんなの生活を支配するようになります。その一方で、決して成功しない嗜癖行動のコントロールに疲れ果て、挫折感と怒りの感情に自分を失ってしまいます。

(1) 家族とは

家族は心理的にも社会的にも経済的にも最も密接な集団です。家庭は基本的な生活の場であり、子どもを育て文化を伝えていく場でもあります。人間がこの世に生を受けて最初に触れ合うのは母親であり父親である家族です。人間の心身の成長発達は多くの場合、家庭で行われ、家族の影響を最も強く受けて育ちます。ふつう、子どもは母親に育てられ、母親の人間性と母子を取り巻く父親などの家族環境の中で成長し、基本的なパーソナリティーや自我の形成が行われます。

生を受けた家庭の中で、子どもたちは家族像、父親像、母親像、夫婦像、兄弟像などを見つめながら自己像を無意識のうちに形成していきます。そして、基本的な生活技術や人間として生きていくための愛情、信頼、思いやりなどの人間性、ストレスコーピング、基本的な人間関係の形成などが家族の触れ合いの中で習得されていきます。それゆえ、心の健全な成長発達にも、あるいは心の病にも家族の影響は計り知れないほど大きいのです。

家族の機能は時代、社会によって異なりますが、子どもを育てる機能、文化を伝える機能、精神的安らぎを得る機能、衣食住をまかなう機能、家族の福祉をつかさどる機能など様々な機能があり、そこには特徴的なダイナミックスがあります。家族は全体が一つの組織（system）

であり、家族の一員が変化すれば、他の成員にもその変化が及んでいきます。家族の誰かが不在になれば、他の家族がその機能の一部を代行して家族の機能を果たしていきます（たとえば父親が単身赴任をすると、母親が父親の役割をも担うなど）。

家族には以下のような機能、ダイナミックスがあるといわれています。

① 一人の家族メンバーの機能的変化は、他の家族メンバーの機能に代償的変化をもたらす
② 家族は集合性という機能と個別性という相反する機能を有している
③ 家族間の親密さは周期的に生じてくる
④ 家族は何らかの三角関係を形成し安定を図ろうとする
⑤ 家族の機能障害や特定の問題は数世代にわたり伝えられていく
⑥ 家族には予期し得る発達段階があり、その発達過程で再適応、再構造化が要求される
⑦ 家族間でのコミュニケーションの様相は家族の問題を反映している

「家族システム論」は、家族は個人の集合にすぎないのではなく、家族そのものが有機的に機能し、相互に作用し合う一つのシステムであるという認識に立ち、家族全体を変化させることの重要性を指摘しています。

家族の病であるアディクションは、アルコール依存症や薬物依存症、摂食障害などを発症している本人（IP＝Identifide Person　病人といわれている人）だけが問題なのではなく、家族全体がゆがんでおり、家族の成員の中でもっとも敏感（繊細）なものが症状を呈することによってSOSを求めているのです。

（2）アディクションの家族支援

筆者は、アルコール依存症などのアディクション専門外来で家族を対象に「家族教室」を実践してきました。アルコール依存症者は「否認の病」といわれるように、自ら飲酒に問題があると認めて医療機関などを受診するものはごく稀です。ほとんどの場合、妻や母親などの家族が困り果てて「なんとか入院させたい、酒をやめさせたい」といって相談に来ます。そこで、アルコール依存症者本人に直接働きかけるのではなく、来所した家族に働きかけ、家族システムの病理を癒すことから支援を開始します。

相談に来所した家族は「まず、あなたがアルコール依存症について勉強するように」といわれたり、極端な場合は「あなたはアルコール中毒者の妻という病気だから、まずそれを治さなければいけない」といわれて、家族教室に参加する指示が出されます。

家族教室では毎週一回、一時間三十分ほどのミーティングがもたれます。家族はオープンエンドで参加し、自由に、主として自分のことを語り合います。

参加当初の家族は「夕べも酒を買って来いと言って暴れた」とか、「床屋に行くから金をくれといって出かけたのに、酒を買ってきた」など、ＩＰである夫や息子の飲酒や借金のことばかりを話そうとします。

司会者は「その時、あなたはどのように行動したのか話してください」「あなたはどのように感じたのですか」などと家族自身のことを話すように促します。

すると、「大声を出されると、隣り近所に聞こえてしまうので、夫の言いなりに酒を買いに行った」「もうだまされないと決心していたのに、整髪してこざっぱりさせたいと思っていたので、三千円渡してしまった。三十分もしないうちに缶ビールをたくさん持って帰って来たのを見て本当に情けなく思った」などと自分の行動や感情を話すようになってきます。

水澤都加佐氏は「依存症は感情の病であり、家族はにこにこしながら『悲しいです』という」（第二十六回日本アルコール関連問題学会における分科会「家族の回復」での発言）と指摘しましたが、家族はＩＰの言動に振り回されて自分の行動や感情に気づけなくなっているので、自分のことを話すことで自分の言動や感情に気づくようにするのです。

家族教室に参加して数カ月たつと、「前回からの一週間の間で、あなたが一番腹が立ったことを話してください」とか、「最近うれしく感じたことを話してください」などのテーマについて話せるようになってきます。

長い期間参加している家族が、新しく参加するようになった家族の「思わずカッとして夫を突き飛ばしてしまった」「情けなくて息子を殺して自分も死のうかと思っています」などの発言に、「私もそうだった。本当につらかった。でも、今ではこうして笑うこともできるようになってきた」と共感したり、励ましてくれるようになってきます。このようになってくると、セルフヘルプグループとしての機能を持つようになります。

しかし、家族教室は家族の回復とともにＩＰ本人の回復も促進させることも目的にしているので、「言い放し」「聞き放し」だけではなく、主宰者は必要に応じて家族の質問に答えたり、教育的な講義やビデオなども用いた話し合いも行います。

筆者は家族教室に、

①アルコール依存症などのアディクションを理解する
②アディクトとの付き合い方を学ぶ（尻拭いをしない、振り回されないなど）
③家族の病理である共依存の理解と治療・回復

④　家族全体の健康度を上げる（看護職なので家族の健康管理もアドバイスする）
の四つを目標にあげています。

したがって、クリニックに登場しない子どもや舅、姑の健康問題にもアドバイスを行っています。

① 家族の精神病理について

家族の精神病理について筆者が別の機会に行った調査では、家族教室に参加しはじめたときの精神健康度は日本版ＧＨＱ（The General Health Questionnaire）―60によると、三十八人中十八人（四七・三％）が神経症傾向があり、そのうちの十人は三〇点以上の重篤な神経症でした。彼女たちは身体症状も、不安・不眠も、社会的活動障害も、うつ状態も高得点でした。しかし六カ月後に再検査できた十二ケースではほとんどが軽減し、正常範囲に戻っていました。

家族教室に参加している家族の共依存的な病理は、筆者の調査から、①依存症者の言動に巻き込まれている、②依存症者の尻拭いをする、③依存症者だけでなく家族全体を支配している、の三つに大別されました。しかし、程度の差はありますが、この三つはどの家族にも認められました。対象となった家族の九〇％に生育歴上の家族機能不全状態が認められ、アダルト・チルドレン（Adult Children of Dysfunctional family）であることが確認されました。

母親の方は年齢が高く、子どもや夫の世話は自分の役割と考えており、本人の問題は本人に任せるようにといくら注意しても、「頭では理解できても、どうしても面倒を見てしまう」と述べています。また「本人に任せて世間に迷惑をかけてしまうのは耐えられない」とも語り、子どもに接する態度に戦前からの日本文化の影響が強く残っているように思われました。

以上の結果から共依存的な病理は――

①　依存症者の言動に巻き込まれて生じた

②　家族自身が機能不全の家庭で育ち、共依存的な態度が身についていた

③　戦前の教育の影響で「夫や子どもの世話をするべきである」という社会文化的な共依存的行動が身についていた

の三つの要因によることが推測されました。

次に、実際に家族教室に通っていても、なかなか消失しないいくつかの病理について見てみましょう。

1　自己中心性が強い

家族教室に通ってアダルト・チルドレンのことを学んだ家族に「二十五歳になる息子がアダ

ルト・チルドレンの傾向がある。ぜひ息子に話をしてほしい」と言われました。時間を取るようにしたところ「息子は五時まで勤務があるので先生は六時まで待って欲しい」と言います。依頼というより命令であり、自分側の都合しか考えていません。

2　優先順位が判断できない

娘のアルコール依存症の相談に来た母親に「娘さんはもう自分でお酒を切ることができなくなっているし、放置すると命にかかわる危険もある。まずお母さん自身が受診して相談しては」と話し、必ず受診するからというので、紹介状を持たせました。しかし、翌日に「娘が受診を嫌がるので行かなかった」との電話が来ました。

3　人の話が聞けない

二十五歳のアダルト・チルドレンの女性ですが、天涯孤独なので癒しの場が必要と考えセルフヘルプグループに出席を促しました。涙ながらに子どもの気持ちを訴え満座の同情を買いました。出席者が全員「とても感動した、これからもぜひ出席するように」と勧め、何人かは励ましと慰めの言葉をメールで書き送りました。治療者も「今のあなたにはグループに参加することが一番大切だから続けて出席するように」と助言しました。本人もとても喜んで「毎回出席したい」と述べていたのですが、その後、大した理由もなく出席しません。

4　非常識

どうしても夫のアルコール依存症のことで相談に乗ってほしいというので時間を取ったところ、十五分過ぎても来所しません。どうしたのかと心配していたら見知らぬ人から電話があり、「私は彼女のご主人の上司なのだが、どうしても同席してほしいと懇願され、約束の場所に来たが、本人が来ない。電話を入れてみたら、どうしても風邪を引いて行けないのであなたから先生に断ってほしいと言われ、電話した」とのことでした。ほとんど初対面に近い夫の上司を無理やり同席するように懇願したあげく、無駄足を踏ませた上に中止の連絡も人まかせにしていました。

別の事例では、専業主婦の妻が「大学助教授の夫は毎晩酒を飲んで午前様の帰宅が多い。そのうえ、酔うとソープランドに行って遊んでくるようだ」「職場にも二日酔いで出勤することがあり、問題になっているので酒をやめさせたい」と言います。まず家族がアルコール依存症について勉強することが必要であることを話し、夫が治療に同意しない場合には妻が家を出る覚悟も必要かもしれない。その時のためにはどんな準備が必要だろうかと聞いたところ、「五千万円から六千万円のお金があれば」と答えました。

5　感謝できない（人の好意に鈍感）

夫のアルコール依存症のことで相談したいと言ってきたので、まず勉強するようにと四～五冊の本をあげましたが、「ありがとう」でもないし、まるでお金を払おうともしません。その後も約束もせずにしばしば来室しグチを言っていきました。セルフヘルプグループの会員のところにも夜となく昼となく相談の電話がいっていました。好意を受けて当然と思っているのでしょうか、好意と受け止められないのでしょうか。

6　他罰的

「この前、夫が酒を飲んだのは、デイケアに通っている仲間が帰りに誘ったからだ。家族教室の終了が遅れて、帰宅が遅くなったので、息子が夜遊びに出てしまった。娘のアルバイトが続かないのはカウンセラーが『無理をしないように』と助言したからだ」などとすべてのことを他人のせいにします。

7　優しさに飢えている

子どもの飲酒と借金で困っている母親が来所して窮状を泣いて訴えましたが、ちゃんと家族教室に出席するようにと言っても続かず、別の相談所に行き、そこでも泣いて訴えていました。そこも継続せずに、保健所に行き、話を聞いてもらっていました。その後はある宗教に頼り、数十万円のお布施をしたそうです。

以上の、アディクション家族に残存する病理は、機能不全の家庭できちんとしたしつけをされてこなかったせいか、あるいは依存症者の言動に巻き込まれて一人で奮闘してきた結果なのかはまだはっきりしていません。当初は不満を示しても、定期的に参加できる家族は柔軟性を失っておらず、回復もできていますが、マイペースを崩せない家族は変化が見られませんでした。

② 家族教室の参加状態と依存症の回復

家族教室の参加と依存症者の回復状況を調べてみると、妻の場合、家族教室に定期的に参加していると六カ月程度でほとんどの依存症者が回復への歩みを進みはじめていました。母親の場合はもう少し時間がかかりますが、一～二年すると息子のアルコール問題は沈静化します。

しかし、薬物依存の場合は定期的な通院が守れなかったり、セルフヘルプグループに結びつかないなど変化が生じません。家族の参加が不定期（指示された毎回出席でなく、家族自身のペースでの出

表3　家族教室の出席率　　1993.11～1996.10

参加者実数 83名（男性13名）		
内訳	70%以上出席	23人（27.7%）
	出席少ないが継続	9人（10.8%）
	中断	10人（12.0%）
	定着せず（２～３回）	20人（24.1%）
	１回のみ出席	21人（25.3%）

席）だと、依存症者に回復の兆しが見られませんでした。しかし調査のためにグループセラピーだけでなく、個人面接を行ったことで不定期な参加の家族にも変化が見られ、依存症者への対応が変わり、回復への歩みを始めたケースが二例認められました。

過去の調査（表3）では、家族教室に定期的に参加する家族は三〇％ほどであり、家族に定期的な参加を促すことが今後の大きな課題です。

③　妻と母親の違い

依存症者の妻は参加当初は共依存的な混乱が強く、依存症者の言動に一喜一憂して涙を流したり、怒ったりする感情の起伏も激しいものでした。また、自分自身に問題があるということを認めたがりません。そのために、家族教室の参加を指示されても、一回だけで来所しなくなってしまうものが多く見られます。しかし、定期的に参加すると回復が早く、六カ月ほどするとすっかり精神的に安定して、「楽になりました」と語るようになります。表情も和らぎ、お化粧してくるようになって余裕が認められるようになります。

その後は、夫と別居するなどの新しい道を歩みはじめたり、夫とともに断酒会につながったり、仕事に就いたりして家族会への参加が少なくなります。しかし、夫と別居したり、離婚しても毎月一、二度通ってくる家族もあり、家族自身が「ここに通ってくるのは自分自身のためであり、通ってくるのが楽しい」と述べています。

母親の方は早期から「私の育て方が悪かったのです」と自分の問題を認めるような発言をしますが、なかなか行動には変化が起きません。「わかっているけれど、つい息子の言いなりになってしまう」「殊勝な態度を見せられると、今度は本気なのだろうと期待してはだまされてしまう」などと言っています。「夫婦なら別れてしまうこともできるけれど、親子ではそうはいかないから」などと言って、むしろ息子の世話をすることが生き甲斐になっているように見える例も少なくありません。

しかし、家族教室への参加の継続性は良く、「今は断酒できているが、いつまた飲んでしまうか分からない、私がここに来ていれば、いざというときに助けてもらえるから」と語り、八年も通ってきている母親もいます。

長期にわたって通ってきている家族は、参加したての苦しんでいる家族に対して「私もそうだったけれど、参加しているとこんなに明るくなれるのよ」と共感したり、励ましてくれるなど、グループ力動によい影響をもたらしています。

参加する家族は当初は本人の飲酒問題の早急な解決を求めており、自分の病理についての自覚はほとんどありません。したがって、主治医に家族教室に参加するようにと言われても、拒否したり、一回だけ顔を出してその後は来所しなくなるものも多く見られます。「とにかく十回は参加するように」と勧めていますが、言われたようにきちんと参加するものは四分の一程度です。

しかし、十回以上参加したものは自分自身の病理に気づき、参加して自分のことを語るのを楽しみにするようになってきます。その間にアルコール依存症者本人を治療の場に結びつけられるようになりますし、断酒継続率も上がってきます。

家族教室で参加者は、今までの依存症者に対する世話焼き（何とか飲酒や生活をコントロールしようとしては失敗を繰り返してきたこと）の苦労を語って涙しますが、みんなが同じ体験をしているので、深い共感が得られます。

また、夫のため、子どものためによかれと思い込んでやってきたことが、実は夫や子どもを支配していたり、問題に気づくのを遅らせていたなどという自分の行動のゆがみには気づかなくても、同じ行動をしている他の参加者に気づかせてもらうことができます。

さらに、家族教室に一生懸命に参加したことによって夫の断酒が成功して、安定した生活を送れるようになった家族、夫と離婚して新しい生き方を選択した家族などの姿を見ることができますし、様々な社会資源（断酒会やAA、離婚調停の仕方、寡婦児童手当の受け方など）の情報を知ることができます。

家族教室は参加者にとって癒しの場、カタルシスの場、新しい生き方を学ぶ場、様々な情報を得る場などになっています。

ギャンブル依存症の息子や摂食障害の娘のことで悩んでいる母親の多くは、自分の夫であるIPの父親とのコミュニケーションが十分とれていません。家族教室で学んで子どもの尻ぬぐいをしないようにしようとしても、父親の方が尻ぬぐいをしてしまうこともしばしばです。「お父さんもぜひ家族教室に来てください」と参加を促しますが、夫を説得できる家族は少ないのです。

しかし、「ありがとう」「ごめんなさい」などの言葉を一日に一回は言いましょうとか、「お父さんはちっとも私の話を聞いてくれない」などと相手の言動を責めるのではなく、「私の悩みをわかってくれなくてとても悲しいわ」のように、その時に自分の感じたことを言うようにしましょう（I《アイ》メッセージ）などの宿題を出されて、努力することによって夫婦の絆を取り戻せた家族も少なくありません。

（3）家族に働きかける意味

アルコール依存症を中心とするアディクションの家族には、「共依存」という病理があることが指摘されています。「共依存とは他人に頼られていないと不安になる人と、人に頼ることでその人をコントロールしようとする人との間に成立するような依存・被依存の関係のことで、一次性の嗜癖とか、人間関係の嗜癖とか呼ばれることがある」といわれ、「こうした関係の中の二人は互いに相手をむさぼり尽くすので、『憎みながらはなれられない』とか『軽蔑しながらいないと寂しい』といった凄惨な愛憎劇が彼等の間に展開する。アルコール、薬物などへの依存やギャンブル、セックス、浪費などへののめり込みは、コントロールしきれない相手を断念しようとして生じる怒りと寂しさの中から生じるものであるから二次性の嗜癖という訳である。」（斎藤）といわれています。

アルコール依存症者などのアディクトは、共依存の配偶者と鍵と鍵穴のようにピッタリと密着して、一方は酒を飲み続け、もう一方は相手の飲酒と生き方をコントロールし続けています。この関係を断ち切らない限り、酒を断つことはできないし、入院などをして一時的に酒を断ったとしても、元の生活に戻った途端に酒を飲みはじめることになります。そのため、酒を飲ませている（本人は決してそうは思っていないが）イネイブラーである共依存の配偶者を回復させなければなりません。

イネイブラー（enabler　支え手）とは、嗜癖者を長年にわたって病人の状態を続けさせている人物をいいます。アルコール依存症の場合は、妻であったり高齢の母親であることが多く、家庭内暴力少年とその母親、ヒステリーの妻とその夫、暴力を振るう夫と殴られ役の妻などにも見られます。彼らの間では飲酒や暴力、自殺企図などが二人の関係の中でメッセージとなっていたり、問題解決の手段となっています。この関係やルールが続く限り、暴力や飲酒、自殺企図は続いてゆきます。

(4) 家族教室の意義

以上のことから、アディクション専門の治療機関で行っている家族教室の目標は、単にアディクトの治療促進に役立つだけでなく、配偶者や母親を共依存症者であることに気づかせ、アディクトを支配することをやめ、自分のために自分の力を使う「より楽な生き方」を身につけさせることなのです。さらに事例16の広井さんのように、共依存関係を子ども世代に伝えることを阻止することによってアディクトの再生産を防ぐ役割もあります。

もとより、このことは短期間でできるわけではありませんし、家族教室だけでは限界があるので、セルフヘルプグループと結び付けていかなければなりません。最近では、アダルト・チルドレンのセルフヘルプグループも共依存のセルフヘルプグループもかなり出来てきていますが、身近なところにない場合、本人たちが自ら作っていくことを支援するのも必要でしょう。

ここで、家族教室に熱心に通い、自らの新たな生き方を学んだ石川さん、広井さんについて見てみましょう。

【事例――15】石川さん　五十歳　女性　夫五十二歳がギャンブル依存症

石川さんは公務員で安定した仕事を持っている。夫は大学を卒業して二十六歳で彼女と結婚したころはサラリーマンであった。しかし、職場の上司とけんかして退職してからは薬の行商をやるようになった。時間が自由なので、パチンコをしたり、賭け麻雀をしては借金を繰り返している。薬を仕入れる金が必要だといっては彼女の給料やボーナスを持っていってしまう。現在、二十三歳の長女と二十一歳の長男は家を出て働いている。高校生の次女は同居しているが、娘の学費も、時に夫が持っていってしまう。石川さんはサラ金の借金の肩代わりも何度も繰り返していたが、ギャンブル依存症という病気だと本で知り、保健所に相談に行って、クリニックを紹介された。

　石川さんは家族教室に時間の許す限り出席している。夫は彼女に引っ張られて通院しているが、生活態度は少しも変化せず、ギャンブラーズアノニマスの人が主宰するミーティングに出席すると言って「会費が必要だから五千円いる」などのうそを言っては彼女からお金を引き出している。

　家族教室に参加しだして五カ月たった頃に、「石川さん、あなたこのままご主人とやっていくつもり？」と聞いてみた。このときは曖昧な答えだったが、次回の家族教室で「前回、先生に言われたことを真剣に考えてみました。子どもにも相談したところ、子どもたちはお母さんがいつまでも煮え切らないなら、三人でやっていこうと相談していて、次女の学費をどうやって工面しようかと考えていたと言われました」「今まで、子どももいるし、仕方がない、何とかやりくりするしかないと思い込んでいたけれど、危うく子どもにも見捨てられるところでした」と言い出した。

　石川さんは夫の借金の連帯保証人になっているので、仕事を辞めて退職金で払うか、まだローンは残っているが石川さん名義の家を売って払うか検討して、家を売って次女と二人で職員住宅に入ることに決めた。夫とは離婚することにして、夫の兄とも話し合ったが、了解してくれたので、二カ月後までには夫に家を出て行ってくれるように話した。
三カ月後の家族教室では「財産は何もなくなったけれど、子どもたちも応援してくれるし、まだ仕事もあるし、はらはらどきどき、返済の督促の電話を心配しなくて良くなったのが本当に安心」と、しみじみ語っている。「家を出て行った夫がどうしているか分からないけれど、真剣にこれからのことを考えるようになって欲しいと思っている。先生の一言が私に人生を変えさせてくれた」とも話している。

石川さんは自分に経済力があるので、今まで夫の借金の尻ぬぐいなどを続けて、自分の人生のことなどを真剣に考えてきませんでした。夫への愛情が強いわけでもありません。子どもたちは父親のギャンブル依存症だけでなく、母親である石川さんの毅然としない生き方にも幻滅していたのです。

【事例――16】広井さん　三十八歳　男性　父親七十二歳がアルコール依存症

広井さんの父親は若いときから大酒のみであったが、定年退職後、朝から酒びたりになった。母親が一人で夫の面倒をみていた。五年前に胃ガンが発見され胃の切除術を行ったたが、退院後も酒をやめられなかった。困った母親が主治医に相談したが、「酒を控えるように」と注意されただけで、アルコール依存症の専門医には紹介されなかった。

父親が酔いつぶれてしまったり、酔ってけがをするたびに母親は子どもにグチをこぼしていたが、息子の広井さんが結婚して近くのマンションに別居するようになって以来、「目が見えなくなった」とか「頭痛がひどい」などの訴えであちこちの医者巡りをするようになった。そのたびに広井さんが駆けつけたが、医者には「別にどこも悪くない」と言われていた。しかし、その一年後に母親は風呂場で手首を切って自殺してしまった。

その後、広井さん夫婦が同居して父親の面倒をみることになった。かかりつけの医者は「もう長いことはないのだから」と言って、積極的な治療はしてくれなかった。父親は早朝から散歩に行きたいといっては、自動販売機でワンカップを飲んでふらふらになって戻ってきたり、道ばたで倒れて救急車で運ばれたりすることが続いた。広井さんの妻がアルコール依存症の本を読んだり保健所に相談してアルコール依存症の専門外来を紹介され、やっと専門治療に結びついた。

初めは通院を嫌がっていた父親も息子夫婦の説得でデイケアに通いはじめ、初めは広井さんの妻が、数カ月後には広井さん自身も一緒に家族教室に通うようになった。広井さん夫婦はほとんど休むことなく家族教室に出席し、アルコール依存症の本を読んだり保健所で行われる講習会にも出席するようになり、熱心に勉強していた。

共依存やアダルト・チルドレンのことを学び、「おふくろは世話好きな良い母親だと親戚から言われていたが、いま考えてみると親父を一人で抱え込んで、言動に振り回されていたし、俺に対しても異常に過保護・過干渉で、典型的な共依存症だった」と語るようになった。そして「俺の酒の飲み方は日曜日にワンカップを持って釣りに行き、朝から飲んでいるなどおかしいし、仕事中毒でもある。また生きにくさも感じている」と語るようになってきた。筆者に紹介されて、アダルト・チルドレンのセルフヘルプグループにも出席するようになった。そして一年後にはＡＡにも通うようになり、酒を断った。

広井さん夫婦の熱意に押され、父親もほとんど休まずにデイケアに通い、二年間、酒をやめた。しかし胃ガンが再発し、昨年春に亡くなった。広井さんは、「親父は酒をやめられて、良い晩年だった。父は身をもって俺にいろいろなことを教えてくれた」「俺が酒をやめたと言ったとき、親父は本当にうれしそうだった」と語っていた。

父親が亡くなってからも広井さん夫婦は熱心に家族教室に通ってきて、セルフヘルプグループの話をしてくれた。「回復している仲間の話は淡々としているが、本当に奥が深い。

いろいろ考えさせられるし、学ぶことが多い。いろいろなミーティングに出席して仲間に会えることが楽しい。仕事も肩肘張って働かなくてもいいのだと考えて気楽にやっている。同僚との付き合いも楽になった」という。

妻もセルフヘルプグループに通いはじめ、夫婦で一緒に出席するグループと別々に参加するグループを使い分けている。子どもがいないせいもあり、休日には夫婦でハイキングに行ったり食事に行ったり、ミーティングに参加したりと充実した毎日を送っている。広井さん夫婦は家族教室に参加しはじめて三年経過している。その間にアルコール依存症だった父親は亡くなったが、その後も熱心に通ってきて「自分に気づかせてくれたのは家族教室だ」と語り、日々成長し、生きやすくなったことを示してくれている。

広井さんはまだ問題が表面化していなかったが、毎晩かなりの量の酒を飲み、休日には昼間から酒を飲んでいた。しかしＡＡに通うようになって酒を断った。仕事の仕方や同僚との付き合いで苦しさを感じていたのも楽になっている。妻も「私も共依存の傾向があって息苦しかったが、このごろでは親戚との付き合いにも距離がとれるようになってとても楽になった」と話している。

広井さん夫婦は家族教室の優等生であり、掲げた目標通りに変化しています。現在は酒をやめて一年しかたっていませんが、このままいけばアルコール依存症を未然に防ぐことができると思われます。彼らのようなケースは非常に稀ですが、半年から一年ほど家族教室に参加すると多くの家族は表情も明るくなり、参加することを楽しみにするようになってきます。その間にアルコール依存症者やギャンブル依存症者との付き合い方も変化し、治療に結びついたり、スリップすることが少なくなってきます。

広井さんのようにどんどん変化する家族が後から参加した家族に示してくれるものは非常に多くあります。ミーティングの間だけでなく、待っている間や帰り道に、同じ体験者として家族の話を聞いてくれることも多く、それによって専門家からは得られない慰めやアドバイスをもたらしてくれるのです。

（5）家族の回復について考えること

前述したように、アディクションの家族は自らも共依存症というアディクションを持っているのです。しかし家族は、飲酒やギャンブル依存症などのいわゆる本人（当事者）が問題であり、自分は被害者と考えているものがほとんどです。そのために、家族教室に参加を促されてもなかなか定着しません。また断酒会などのセルフヘルプグループに出席することを勧めても、一度か二度出席するだけで、すぐに来なくなってしまいます。

アディクションの回復には、本人が「このままではもうだめだ。何とかしなければならない」と自覚することが必要です。家族は自分の問題と考えていないので、セルフヘルプグループでの回復は難しいのではないかと感じられます。家族は専門家が加わっている教育的なグループでしばらくカタルシスをして、冷静に自分のことや当事者のことなどを考えるようになることが先決で、自分たちでセルフヘルプグループを運営するには数年以上が必要であると思われます。

家族教室などの家族支援には大きな困難が二つあります。一つは、家族自身に「自分に問題がある」という自覚がないことです。そのため、家族教室に継続的に参加するものが非常に少ないのが現状です。また、とくにわが国の社会では「家族の一人が起こした問題は家族全体の責任であり、面倒を見るものである」という意識傾向が強く、欧米社会に見られる、アディクトが招いた問題はその本人の責任であり、家族は尻拭いしてはならないという認識をなかなか受け入れないのです。

もう一つは、家族の治療・回復に健康保険が対応していないことです。筆者が実践している家族教室では、個別に診療や相談をしない家族の参加費は無料で、クリニックのサービスとなっています。家族に神経症とか不眠症などの病名をつけずに、アディクトの家族ということで家族教室などの支援に診療報酬が支払われるべきであると思います。

2　子どもの回復とは

アディクションをもつ家庭で育った子どもたちは様々な生きにくさを持っているといわれています。彼らのことをＡＣＯＤ（Adult Children of Dysfunctional family）といいます。わが国では十年ほど前からテレビや雑誌などでしばしば取り上げられ、一種の流行語になった感のあるアダルト・チルドレンです。アダルト・チルドレンは当初、ＡＣＯＡ（Adult Children of Alcoholics）といわれ、一九八〇年代にアメリカでアルコール依存症の治療に当たっていた心理職やケースワーカーによって指摘されました。

アダルト・チルドレンはアルコール依存症の家庭に育って、現在は大人になった子どもたちです。彼らは三重の苦しみを味わって育つといわれています（信田）。第一の苦しみは、父親から受ける酔っての暴言・暴力や、しらふと酩酊の交代する人格のはざまで振り回される混乱によります。たとえば、「次の日曜日には一緒に公園でキャッチボールをしよう」と父親と約束していたのに、日曜日になると約束を忘れてしまったうえに、前日飲み過ぎての二日酔いの不機嫌さによって「うるさい」と突き放されるのです。

第二の苦しみは、母親からの共依存的支配によるものです。彼らは父親の飲酒とそれに伴う暴力や経済的な行き詰まりなどを嘆く母親のグチの聞き手になったり、励まし役をさせられて育つのです。そのうえ、父親に幻滅した母親から「せめてあなただけはよい学校に入学してほしい」など過剰な期待を背負わされたり、「あなたさえいなかったら、あんなお父さんとは離婚していたのに」などと、母親のうまくいかなかった人生まで押しつけられるのです。

第三の苦しみは、アルコール依存症の父親と共依存症の母親とが日常繰り広げる諍《いさか》いなどの目撃者としての苦しみです。激しい夫婦げんかは、子どもにとって「奈落の底が抜けたような」「世界が割れるような」恐怖をもたらします。これは直接自分に向けられた暴力よりも恐ろしいものです。母親が殴られるのをただ黙って見ていなければならないということは激しい無力感に襲われるものであり、「虐待の目撃者もまた虐待にあっている」のです。

アダルト・チルドレンはこのようなアルコール依存症の家庭で育った子どもに見いだされましたが、何も父親が酔っていなくとも、女性問題で常に母親と争っていた家庭でも、仕事人間でまったく家庭を顧みないワーカホリックの家庭でも、いわゆる子育ての機能不全の家庭で育った子どもにも同様な生きにくさが認められることに気づかれACODと広がったのです。アディクションのある家庭では、子どもたちはアダルト・チルドレンになることが非常に多いのです。アダルト・チルドレンは「サバイバー」ともいわれます。過酷で戦場のような家庭で育つ子どもは様々な過剰適応を示します。

①父親に振り回され、経済的困難のためにパートに出た母親に代わって、家事や弟妹の世話をするよい子
②勉強やスポーツにがんばって家族のヒーローになる子ども
③反対に、学校で友達をいじめたり、非行に走ったりして家族の困り事を全部この子のせいであるかのように思わせることによって、家族の注目を集める悪い子
④会話のない食卓のシーンなどでわざと面白いことをいったり、ふざけたりして家族を笑わせようとするピエロ役の子ども
⑤さっさと自分の部屋に引きこもったり、注目を引かないようにじっと息をひそめているような忘れられた子

など、彼らは家族のトラブルが生じたときの状況や年齢、性別、兄弟順などに応じた様々な

適応を示します。

この役割は固定されたものでなく、がんばってきたヒーローが息切れをして悪い子になったり、世話焼きのよい子が突然家出をしてしまったりすることもあります。一人で何役も、状況に合わせて演じることもあります。

アダルト・チルドレンは自分の感情や欲求よりも、周囲の思惑、親の顔色などを読み取って、それに適応しながら成長します。そのために、子ども時代はあまり不適応を示すことなく大人になることが多いのです。しかし、自分の育った原家族を離れ、友人や親密な関係を築こうとすると様々な生きにくさに気づかされます。自分がどうしたいのかわからない、自分の感情がわからない、親密な関係を築きたいが適度な距離がとれない、友達の世話を焼きすぎてかえって敬遠されてしまう、頼まれるといやといえない、等々の問題が出てくるのです。

ここでアダルト・チルドレンの例をいくつか示しましょう。

【事例――17】健一　男性　二十六歳　生きる力の欠如

健一の父親は板前で、腕はよかったが酒ぐせが悪かった。若い者の面倒見がよく、気っぷもよいので人には好かれたが、酒の上のトラブルであちこちの店を転々とした。仲居をしていた花と同棲して健一が生まれた。健一が三歳のときにヤクザの組員になり、暴力団どうしのケンカで三年ほど刑務所に入ったこともあった。その後も店を転々として、花と健一を置いて九州まで流れていった。

花はおとなしくて世話好きで、夫からの仕送りがほとんどなくても、水商売をしながら健一を育てていた。数年後に父親は東京にもどったが、酒乱に音をあげた花が六カ月ほど精神病院に入院させた。その後はヤクザとは手を切り、酒も晩酌程度に飲むだけになり、穏やかに生活するようになった。しかし五十歳のころから心臓が悪くなり、生活保護で暮らすようになった。

健一は一人っ子で、母親は水商売で夕方から不在になるため、いつも寂しさを感じながら子ども時代を過ごしていた。高校生になったころから夜は盛り場をうろつくことが多く、そこで知り合った仲間と酒を飲みはじめ、シンナーや睡眠薬も乱用するようになった。高校二年生のときに家出をして、学校を中退になり、しばらく音信不通であった。

三年後に二歳年上の女性と赤ん坊をつれてもどってきたが、三カ月後には赤ん坊だけを花のもとにおいて、二人でまた蒸発してしまった。関西各地をアルバイトや臨時雇いの力仕事をしながら流れ歩いているうちに、女性とは別れてしまった。酒と睡眠薬の中毒のために各地の精神病院に三回入院したが、いつも退院後まもなくスリップしてしまった。

二十四歳のときにまた親もとにもどってきたが、四歳になった子どもに愛情を示すこともなく、アルバイトで小金が入るとまた飲んでしまうという生活だった。困った父親が相談に行き、福祉事務所の紹介でアルコール依存症の専門病院に四カ月入院し、ＡＡにも通いはじめたが、三カ月後にはまた飲んでしまった。

福祉事務所が困って、今度はアルコール依存症の専門外来につれて行った。本人は毎日通院してＡＡにも通い、父親が家族教室に参加することにして、治療を再開した。しかし、何回もスリップをしたために、生活保護を打ち切られてしまった。

自分の過去を反省した父親が、心臓の悪い自分の体をかえりみることなく熱心に治療に協力して、主治医の方針に沿って自立を促そうと、廃品回収までしてアパートを借りてやった。

健一は治療を続ける費用を捻出しようと清掃の仕事をしながら、毎日通院することにしたが、治療は三カ月しか続かず、お金が手に入ったらまたすぐに飲みはじめ、アパートに閉じこもってしまった。二週間後に動けなくなっているところをＡＡの仲間につれ出されて、アルコール依存症の専門病院に再入院した。しかし、体力を回復したとたんに病院を

――抜け出し、その後の消息は不明である。

健一は知的には問題はなく、中学までの成績は上位にありました。しかし、高校生活には適応できず、家出をしてからも職を転々としていました。彼は、成育歴の中で社会生活の技能も対人関係の技能も獲得できていません。

アルコール依存症の専門外来のミーティングでも、AAのミーティングでも、アルコール依存症の病理や、治療、セルフヘルプグループなどについて理解しているような発言をしているものの、行動がまったく伴っていません。とくに理由もなく酒を手にしてしまい、「スリップをくり返す自分がイヤになった」と言っては酒びたりになっています。彼ははっきりとした自殺企図をもっているわけではありませんが、死ぬ気で酒を飲んでいます。

健一は、小学校にあがろうとしている自分の子どもにも、同棲していた女性にも、孫を育てながら息子の将来を案じている母親にも、心臓病に苦しみながらも夜中に廃品を集めわずかなお金を稼いでは息子のアパート代を工面したり、妻たちや母親など女ばかりの家族教室に通って治療に協力している父親にも、愛情を示すことができません。彼は、自分も他人も愛することができないのです。

人間に対して愛着をもてないだけでなく、仕事にも遊びにも住んでいる場所にも執着を示すことなく流れて行っています。生きていく意欲やバイタリティーを獲得できないままに、今日に至っているように思えます。生きていくために必要な栄養素のビタミン（生命という意味のバイタルという語源からきている）Ｉ（愛）が欠けているようです。

【事例――18】みか　女性　二十五歳　対人関係の障害

みかの成績はいつも優秀で、中学での席次は校内で五番以下になったことがなかった。みかは四人きょうだいの長女なので、小学生のときから弟妹の面倒をみたり、看護師として働いている母親に代わって家事をすることが多かった。隣り近所でも評判がよく「みかちゃんを見習いなさい」と子どもをしかる引き合いに出されるほどだった。

みかは高校は県内随一の進学校に楽々と合格して、電車で一時間の学校へ通い出した。背が高く、顔立ちも整っていたので男子生徒の憧れの的といわれたこともあったが、二年生のときに足が太いと思い込んで、ダイエットを始めた。一カ月あまりで三キロ体重が減り、弾みがついて徹底してダイエットに熱中し、六カ月後には一五キロも減って四〇キロを割るようになってしまった。生理が不規則になり、顔色も青ざめてきたが、本人は元気一杯でもっとやせたいと言っていた。ときどき激しい飢餓感に襲われ、お菓子をメチャクチャに食べることがあったが、その後で無理に嘔吐したり、下剤を飲んでお腹をからっぽにしていた。

みかは同級生の男の子に好意を寄せられても、心が動かず、通学の途中で声をかけられた大学生や、若いサラリーマンと付き合うことが多かった。しかし、数回のデートをすると、みかはボーイフレンドにべったりと甘えて寄りかかる態度を示すので、交際は長続きしなかった。

異性関係が不安定だったり、家事に忙しかったり、ダイエットのしすぎなどで精神的にも落ち着かず、大学入試に失敗し、一年間の浪人生活を送った後、看護系の短期大学に合格した。自宅が遠いので友達の家に下宿させてもらうことになり、家事からは解放されたが、精神的な不安定は続き、同性の友達との関係はぎくしゃくするし、ボーイフレンドとの関係も長続きしなかった。しかし、勉強の方は手を抜かずにやり、成績は良かった。

卒業論文のテーマを選ぶときに、精神科看護で学んだ思春期やせ症が自分の状態にそっくりだったので、深く興味を感じて選択した。文献を集め、指導教員のアドバイスを受けて自助グループにも参加し、しだいに自分の病気に気づいていった。また、当時高校の教師をしている二十六歳の男性と付き合っており、彼のすすめで養護教諭になろうと決心した。

このころ、彼女の父親は仕事がうまくいかなかったり、人間関係につまずいたりして酒の量が増え、借金がたまり、ついに自宅を売り払わねばならないようになった。その機会に入院してアルコール依存症の治療をすることになり、彼女のところへの送金はとぎれてしまった。

みかは友達の弟の家庭教師と、ウエイトレスのアルバイトで生活費をかせぎ、良い成績で短期大学を卒業し、四年制大学の教育学部の別科に入学し、一年間の学費と生活費をすべて自分でまかない、養護教諭の資格を取った。このときには高校教師のボーイフレンドとは別れてしまっていたが、念願どおりに中学の養護教諭になって赴任していった。

みかの父親は、地方の名家に生まれ経済的に恵まれ、皆に、とくに母親にかわいがられて育ち、私立大学を卒業し、一流企業に就職した。学生時代から酒好きで、友達にご馳走してはいい気分になっていた。サラリーマンになってからも酒好きで、給料の範囲ではおさまらず、母親に飲み屋の借金を払ってもらうことが多かった。二十六歳のときに別の会社の健康管理室で働いていた看護師と知り合い結婚した。そのときに母親に家を建ててもらった。

結婚後も酒好きは改まらず、借金をつくっては今度は妻に払ってもらっていた。仕事上の人間関係がうまくいかず、三十歳の時に退職し、保険の代理店を始めた。仕事はいいときもあったが、徐々に借金がかさみ、それとともに酒量もあがり、妻の収入ではまかない切れなくなって、みかの学生時代についに自宅を売り払い、体もボロボロになって、アルコール依存症で入院することになってしまった。

みかは四人きょうだいの長女であり、母親が働いていることもあって、幼いころから「世話をする人」の役割をとらされてきました。弟妹の身のまわりの世話、母親の帰宅が遅いときには食事の世話、時には父親の晩酌の相手もさせられていました。学校での成績も良く、お手伝いもよくやり、近所でも評判のよい子のみかはそれが嬉しくて得意ではありましたが、子どもらしくわがままを言ったり、母親に甘えることはできませんでした。母親も仕事で疲れて帰り、飲み屋の借金を支払わせるだらしのない父親に対するグチの聞き手として、みかを頼っていました。

みかは仕事に熱中している母親を尊敬しており、自分も母親と同じ看護の道を選択していますが、同時に母親らしく優しく甘えさせてくれないことに対しての不満も大きく感じていました。また、いつもいつも父親に対するグチを聞かされることがわずらわしく、時には母親を憎らしく思うこともありました。また、みかは頼りないと感じながらも、優しい父親を愛してもいました。

このようなみかの成育歴、母親に対する尊敬と十分愛してくれないことへの不満やグチを聞かされることへの嫌悪感といった相反する気持ちなどが、思春期のセクシャル・アイデンティティー（性的同一性＝自分が女性であることを肉体的にも心理的にも社会的な役割としても認めて、納得して生きていくことなどをいう）を確立するという発達課題を乗り越えられずに、ダイエットにこだわり、極端な減食とムチャ食いをくり返す食行動の異常（過食症や思春期やせ症などを包括する、食べることをコントロールできない病気で、アルコール依存症と同じ病理があるといわれている）へと、みかを陥らせたのだといえましょう。

また、みかの異性に対する好みは、相手の男性に「父親」を求めており、同年齢の男の子には興味を感じず、かなり年上の男性と付き合うことが多くありました。そして、親しくなるとべったりと甘えてしまい、相手に突き放されてしまうことがしばしばでした。みかはアルコール依存症の父親と共依存の母親との夫婦関係から、正常な夫婦のあり方、適当な対人関係の距離のとり方を学ぶことができず、いつも同じような男性と付き合い、同じような失敗をくり返していました。

しかし、みかは非常に頭が良く、努力家でもあります。そのおかげで、卒業論文のテーマを選んだときに指導教員から適切なアドバイスを受けて、アダルト・チルドレンの自助グループに参加することができました。

短大卒業後には希望した進路をめざし、自分でもう一年大学に通い資格を取りました。就職してからは「優しい先生」と評判がよく、二年後には包容力のある自動車整備工と結婚しました。

【事例——19】守　男性　十五歳　社会性の欠如

守の母親が六歳年下のバーテンと蒸発したのは、守が五歳のときだった。父親は腕のよいトビ職だったが、酒癖が悪く、飲むと気が大きくなって金をばらまいたり大言壮語をするが、翌朝には何も覚えていないことがしばしばだった。母親と一緒になったのも、初めて行った飲み屋でしたたかに飲んで、翌日目がさめたら隣りに見知らぬ女が眠っていた。その後、その女性に妊娠したと言われ結婚したが、それはウソだった。それでも当初は夫婦仲も悪くなく、次々と五人の子どもが生まれた。

母親は一見おとなしそうな美人だったというが、金銭感覚がないうえに生活態度もだらしなく、家事の切り盛りは苦手だった。また見栄っぱりのところもあり、お金がなくて子どもたちの食事はチャーハンだけなのに、ＰＴＡのソフトボール大会にはビールを箱で差し入れするようなところがあった。

父親は、若いときは建築ブームにのって若い衆を集めて親方になり羽振りがよかったが、だまされて保証人のハンコを付き、大きな借金をかかえることになった。そのころから酒癖がいっそう悪くなり、とうとう三十七歳のとき精神病院に入院させられてしまった。

父親の入院をきっかけにトビの店もつぶれ、一気に経済的に追いつめられ生活保護を受けるようになった。父親は仕事がなくなり、お金もないので夫婦ゲンカが絶えなくなった。さらに酒に溺れるようになって、精神病院に五回も入退院をくり返した。

母親はお金にだらしがなく、あちこちに借金をしていた。それでも父の入院中は勝手なことができるので、子どもたちと生活し最低限の世話はしていたが、父親が退院してくると、父の酒と母のだらしのなさを互いにののしり合い、母親は何度も家出をくり返していた。

守が五歳になったときに、十四歳、十二歳、十歳、七歳の五人の子どもを残して母親はついに蒸発してしまった。あとには、あちこちのサラ金に三百万円ほどの借金が残されていたという。一時は気が狂ったかのようになった父親が母親を探したが、そのときは行方が分からなかった。残された父親は、福祉事務所のケースワーカーや精神病院の主治医、看護師などの援助を受けて、子どもを施設に預けることなく、家事と子育てに奮闘した。

十四歳で中学三年生だった長兄は、無事に中学を卒業して普通高校に入学した。父とケンカして一カ月あまり家出をしたことがあるが、無事に高校を卒業して水道工事の会社に勤めた。就職と同時にアパートで一人暮らしを始めた。その後、何回か転職したが同じような会社に勤めて、現在は二十四歳になっている。

十二歳だった次兄は、いちばん父の手助けをして家事の手伝いなどをやり、毎日、守を保育園につれていってくれたという。中学を卒業して寿司屋に住み込みで働いた。だが、一年たたないうちにその店をやめ、しばらく行方不明になっていたが、三年後に別の寿司屋で働いていることが分かった。

十歳だった三兄は母親をもっとも憎んでいる。父が入院中に借金をあちこちにつくっていた母親は自分で買い物に行けず、まだ幼くて母親に逆らえない三兄をホウキの柄でなぐって「お米を三合買ってこい」などと追い使ったという。彼は今も父の家に来ると、米びつのふたを開けてお米があるのを確かめずにはいられないという。三兄は中学卒業後、普通高校に入学したが、学校の学費納入の説明のときに、教師の不注意から生活保護を受けていることを皆に知られてしまい、保護を辞退してしまった。そして学費を稼ぐためにハンバーガーショップで働き出した。彼は仕事熱心で店長に可愛がられ、信用もされたが、学校は出席日数が足りなくなって、高校一年で中退してしまった。その後も同じ店で働き、店長を勤めている。父にも母にも厳しく、守は三兄を一番恐れている。

七歳だった四兄は中学校時代の成績があまり良くなく、クラブ活動もやらなかったが、家事の手伝いはよくやったという。中学卒業後、左官屋になったが親方とうまくいかず帰されてしまった。その後、調理師の見習いになったが、中学時代の悪友と遊び回ったり、店のお金に手をつけたりして、父親の手に負えなくなってしまった。守と同様に、三兄の言うことは聞くので、現在は三兄のところに預けられている。

五歳で母親に捨てられた守は、母が恋しくてよく泣いたという。電車でしばらく行ったところに母親が住んでいると聞いて、探しに行ったこともあるというが、会えなかった。彼のイメージの中では、母は優しくて美しい人だという。

母のいない守はしつけなどは一切されず、放任されっぱなしで育っていった。保育園に行っているときから、小間物屋で欲しいものがあると盗ってきてしまい、万引きの常習犯だった。

中学三年生になった今も、万引きをくり返し「おれは万引きのプロだ」と言い、見つかった時にはあやまるが、本音のところでは悪いことだと思っていないようである。また、オートバイをしばしば無断で乗り回しており、警察に補導されている。

父親は守と二人で生活しているが、夜になっても帰ってこないと、「また警察に捕まっているのではないか」と心配で、電話が鳴るたびに不安がつのり、つい酒に手を出してしまうという。母に蒸発されてから父親は、朝五時に起きて朝食の仕度と洗濯をして、子どもたちを学校と保育園に送り出してから、パートの仕事に出るなど、家事と育児に奮闘した。子どもが小さいときは一生懸命に働き、そのことに生きがいも見いだし、酒も断っていた。

しかし、年長の子どもたちが反抗期になり、母親という緩衝帯がないので、父子ゲンカが激しくなった。気が弱くて人がいいけれど、男らしさに欠けた父親は子どもと争うたびに酒をいっそう飲むようになっていった。

守が中学三年生になった春に、父親は連続飲酒になってしまい、とうとう六回目の入院をすることになった。守は長兄のところに預けられることになったが、長兄は仕事で一日中留守になるので、主治医やケースワーカーや中学校の先生などの関係者が集まって話し合いをした。そして長兄の働いている間は、中学の担任の先生が守の面倒をみることになった。先生は毎朝、守に五百円を渡す。彼はそのお金でタバコと若干の食べ物を買い、時には酒を飲んだり、ゲームをして放課後の時間を過ごしている。

先生は守のことを「勉強する習慣がついていないので成績は良くないが、頭は悪くないし、植物や虫などを可愛がる優しい気持ちを持っている。詩を愛読するようなロマンチックなところもある。寂しいので、注目を浴びるために、わざと見つかるように学校の近くでオートバイを無断で乗り回している」と語っている。さらに、「酒やタバコをやめろと言っても、あの環境では難しいし、食事も給食があるのでなんとか最低の栄養は取れているが……」とも言う。

守の父親は本人自身がアルコール依存症者の子どもである。彼は酒癖の悪い父親が六十歳に近くなってできた末っ子で、三歳のときに母親を亡くしている。六歳になったときに年の離れた長兄のところの養子になったが、数年後に実子が生まれ、彼の居場所がなくなってしまった。十六歳のときに、兄の愛人と過ちを起こし、逃げるようにして上京した。

しばらくいろんな職を転々としたが、トビの親方に可愛がられて修業した。自分で店を持ったときは羽振りもよく得意の絶頂だった。十六歳のころから酒を飲んでいたが、徐々に酒量があがり、トビ職になったときには親方に「あんまり飲むな」と注意されるようになっていた。それでも詐欺同然のやり方で店をつぶされるまでは、大きな問題は起こしていなかった。店を失い妻との葛藤が増すにつれて酒量が増し、三十七歳のときに初めて精神病院に入院させられた。

彼は彼なりのやり方で子どもたちを可愛がり、生活保護の乏しいお金をやりくりして、「子どもたちが独立したときには、どの子にも二十万円ずつ持たせてやった」と言っている。守のことはとくに、「おれも小さいときに母親を亡くして寂しい思いをした、昔の自分を見ているようだ」と不憫に思っている。

優しく人情味のある男ではあるが、人付き合いがへたで気が弱く、すぐに酒に逃げてしまう。親であろうとする気持ちはあるのだが、実際は酔っぱらって次男に病院に連れてこられたり、入院するときには三男から小遣いをもらったりで、子どもに面倒をみてもらっている。

この家族の子どもたちは、父親のだらしない生活態度と、母親の養育放棄で、社会人として必要なしつけを受けていません。それでも母親が蒸発したときの年齢が大きかったいちばん上の子どもは、家出というエピソードはあるものの、高校を卒業し、何回か転職をしましたが、経済的にも生活上も自立しています。

次男は中学を出ただけで住み込みで就職し、一時は行方不明になって父親を心配させましたが、現在は仕事につき自立しています。

三男は、母親に対する憎しみの感情を強くもっており、四兄にも守に対しても厳しく接しています。守は父親の言うことは聞きませんが、三男を恐れており、叱られるとそれに従っています。三男は仕事熱心で店長の信頼も厚いのですが、女性を苦手としており、ガールフレンドは一人もいません。

四兄は優しいところはあるのですが、知的にやや低く悪友の言いなりになってしまいます。安易に店のお金に手をつけるなど、善悪のけじめもしっかりしていません。

守はいちばん小さいときに母親を失っており、社会的なしつけをまったく受けていません。欲しい物があればすぐに手を出してしまうし、勉強するなど辛いことに耐えたり、我慢することが身についていません。担任の先生が言われる優しさもどのように発揮すればいいのか分からずに、クラスの中で孤立していますし、しばしば警察沙汰を起こしています。

この兄弟はいずれも感情のコントロールが苦手で、事故を起こしたり仲間としばしばケンカしてはケガをして、五人ともに入院経験があります。長男、次男の転職もケンカ早いことが一因のようです。

十五歳の末っ子の守をふくめて、五人ともに酒とタバコをかなり飲んでおり、将来、アルコール依存症の再生産が予測されます。


本章で掲げた事例をお読みになってもお分かりのように、アダルト・チルドレンは病気、病名ではありません。信田は「アダルト・チルドレンとは現在の自分の生きづらさが親との関係に起因すると認めた人」と定義しています。そしてこの定義には五つのポイントがあると次のように言っています。

①免責性がある――現在の自分の生きづらさは「親との関係に起因」しており、「自分が悪いのではない」「私にすべての責任があるのではない」と免責される。そのために多くの人が「アダルト・チルドレンとわかって楽になった」と述べている。
②親へのマイナス感情の容認――我が国には「親孝行」「親の愛」「母性愛」などのタブー

があり、親が嫌いであるとか親との生活が苦しかったなどと思うことができなかった。アダルト・チルドレンという概念ができたことによって実際の親にはいろいろあり、密室である家族とは場合によっては非常に恐ろしい環境であることが知られるようになった。

③因果論を乗り越える――親との関係に起因するということは「すべて私が悪い」のでもなく「すべて親が悪い」のでもない。自分と親との関係を新しい物語の中に位置づけることで回復が図れるのである。

④自分がどう感じたかが問題――親との関係とは現実の親がどうであったかではなく、自分にとってそれが苦しかったという心的事実が重要なのである。

⑤自己申告――アダルト・チルドレンとは症状の有無などで他者が診断するものではなく、自分の生きづらさをたどっていくと親との関係に行き着くと認めた人がアダルト・チルドレンなのである。どのような環境で、どのような親の元で育とうとも本人が生きづらさを感じていなければ、問題はなく、逆に外見は何も問題なく、社会的に恵まれた人でも「私はアダルト・チルドレンである」と認めた人はアダルト・チルドレンなのである。

したがって、アダルト・チルドレンには治療はなく、回復があるのです。しかし、アダルト・チルドレンは機能不全の家庭で寂しい育ち方をしているので、成長するとアディクションに陥るものが多く見られます。アダルト・チルドレンへの支援はアディクションの世代間伝播《でんぱ》を断つためにも欠かせないといえます。

3 アダルト・チルドレンにさせないための子育て

第4章を締めくくるにあたって、アダルト・チルドレンを予防するための子育てについて、筆者なりの提案をしたいと思います。

(1) 子どもとは

① 生理的な未熟児

人間の生まれたばかりの子どもは母親（あるいは母親に代わる人）がいないとお乳を飲むことができません。犬や猫、馬などの他の哺乳動物では、生まれたその日に立ち上がって自ら母親の乳房に吸い付く能力を持って生まれてきますが、人間の赤ちゃんは自分の足で歩けるようになるまでには一年かかります。人間の赤ちゃんは母親が子どもを抱き上げて自分のお乳のところに誘導しなければ、食べ物にありつけないのです。

寒さを防ぐ毛皮もなく、裸で生まれてきており、寒さを訴えたり恐怖や不快を訴えることも、排泄物の処理も母親の手がないとできません。

こういった状態を、ポルトマンという動物学者は「人間の赤ん坊は哺乳類としては一年間の生理的な未熟児として生まれてきている」と言っています。さらに、この一年間こそが、人間が遺伝的・生物的な制約に縛られるだけでなく、人間としての文化的・社会的存在となるために必要な時間だ、とも言っています。このような特性を持って生まれてきている人間の赤ちゃんには、愛情のこもった母親の存在が不可欠なのです。

②　何にでもなれる可能性

Ａ・ゲゼルという児童心理学者によると、インドで生まれて乳児期に狼にさらわれ、狼に育てられた二人の子どもがいました。アマラは一歳六カ月頃に救い出されて、その後一年足らずで死んでしまいましたが、カマラは八歳頃に救い出された時に四ツ足で歩き、言葉も話せず、狼のように遠吠えをしていました。昼間よりも夜に活動し、闇を怖がらずに、明かりと火を怖がったといいます。やがて孤児院で育てられることになりますが、片言の言葉を覚えたり、保母さんに甘えるなどの人間らしい行動をとれるようになるまで六年間の月日が必要だったそうです。

このような特異な事例でなくても、日本人として生まれた子どもが早い時期にアメリカ人に養子にされてアメリカで育てられれば、その子どもは英語を話しアメリカ人として成長します。生涯の一番初めの時期が大切なのは、人間だけではありません。アヒルの雛は卵からかえって最初に見た動くものを自分の母親と思い、その後をついて行くといいます。成熟して子孫を残す時期になっても、人工飼育されたアヒルは飼育係に関心を寄せ、他のアヒルと交わることができないといわれています。このことを「刷り込み」といいます。

人間の赤ちゃんにとって、人生の早い時期に育てられた環境の影響はとても大きいのです。赤ちゃんが日本人となり、現代人として成長するのは、乳幼児期を育った家庭が現代の日本人によって営まれているからなのです。生まれたばかりの子どもは、狼にもアメリカ人にもなる可能性があるのです。

③　最初の発達課題は基本的信頼感

前述のように、人間の赤ちゃんは非常に無力な状態で生を受けます。食べ物を得ることも、危険を避けることも、暑さ寒さを訴えることもできません。赤ちゃんにできることは、ただ泣いたり笑みを見せることだけです。母親は赤ちゃんの泣き声を聞いてお腹がすいているのか、寒いのか、オムツが汚れて不快なのか、寂しいのかなどを聞き分けてお乳を与えたり、オムツを交換したり、そばに来てあやしてくれたりするのです。ただ泣くことしかできない赤ちゃんの泣き声を聞いて、母親は飛んで来てくれます。子どもは母親に自分の生命を預けているのです。

もちろん、赤ちゃんはこういったことを意識したり言葉で表現できませんし、幼い時の記憶も曖昧ですが、自分が必要な時に必要なことをしてくれる、必要なものを与えてくれる体験の繰り返しによって、「自分は愛されている」「自分は生きていていいのだ」ということが無意識のうちに養われていくのです。高名な心理学者エリクソンは、この「自分は愛されている、生きていいのだ」という無意識の信頼感を「基本的信頼」と名付け、人生の最初の発達課題としています。

（2）子育てとは文化を伝えること

子どもを育てるということは、言い換えれば、親の所属する文化、親が今まで身につけてきた文化を伝えることだといえます。赤ちゃんは、現代の日本の家庭に生まれ、日本人の親に育てられれば、現代の日本の文化を身につけた大人に成長します。ですから、子どもを育てるということは、母親と父親が形成する家族の中で二人が形作った文化を伝えることなのです。子どもたちは、言葉をはじめとする日本の文化、ものの考え方、感じ方、生活習慣、父親像、母親像、二人によって形成された夫婦像、人間関係のあり方、愛情の示し方、ストレスに対処する仕方など、あらゆることを自分自身を意識する前に身につけてゆきます。

人が受け取る情報の八〇％は目から取り入れられているといわれています。言葉はコミュニケーションの一つの大きな手段ですが、仕草や表情などの言葉以外のコミュニケーションも赤ちゃんがじーっと見つめている間に「親の振り」を見て自然に身につけていくのです。

以上のように赤ちゃんを見てくると、母親およびその周囲の環境は赤ちゃんにとって非常に大きな影響を与えます。「男は仕事、女は家庭」という性的役割意識は近年急速に薄れてきていますが、現実には子育ての大部分が母親に委ねられています。ということは、母親の文化、ものの考え方、対人関係のあり方、愛情の示し方などが子どもに伝えられていくということを如実に示しています。

家族教室の中で、参加者に子育てについて聞いてみると、その家庭では、一般の家庭以上に母親一人に任されてしまっています。父親が飲酒やギャンブル、仕事依存などのために家庭や子育てを顧みないという現実の一方で、母親がもともと支配的で、家庭内のすべてをコントロールしていることも一因になっているようです。「父親は子どもの高校進学などの大事な時に、酒を飲んで酔っぱらっていて、相談に乗るどころではなかったの」などの訴えが聞かれますが、それ以前の小学校入学時や中学・高校の進学時に、母親がいいと思う学校や憧れていた学校を選択していることも多く見られます。

（３）愛する能力、愛される能力を育む

父親がアルコール依存症で飲酒にとらわれ、母親がそれに振り回されている状態では、子どもたちは家庭の中で最も大切な安全感を得ることができず、十分な養護や親の愛情を受けることもできません。幼い子どもはいつでも母親が見守っていてくれるという安心感がなければ、親元を離れることができないのです。

あなたの三歳児の頃を思い出してください。下に弟などができて、「もう、あなたはお姉ち

ゃんなのだから」といって、抱いてもらえなくなった子どもは不安で、いつも母親のスカートの裾を握りしめています。いつ母親がいなくなってしまうか心配で、トイレの中にまで一緒に入らないではいられない状態です。三歳くらいの子どもは、母親が弟だけにかまけていないで、しっかり抱きしめて「あなたも大切な子どもなのよ」と言ってくれれば、短時間の母親の不在に耐えることができるようになるのです。人生の初期にしっかり抱きしめられ、愛されて、いつでも母親はそばにいてくれる、私を見守っていてくれるという安心感があって初めて、自立への道を歩みはじめることができるといえます。もしこの大切な時期に母親が父親の依存症に振り回されて子どもの不安に気づくことがなかったとしたら、子どもはいつも満たされない寂しい、不安な思いを抱き続けなければなりません。

赤ちゃんはミルクだけでは育たないのです。昔の乳児院で育てられた子どもたちは、時間通りにミルクを与え、オムツを交換して、身体を清潔に保っていたのですが、多くの子どもたちの成長・発達が遅れていました。極端な場合は死んでしまったこともあります。このことをホスピタリズムといいます。ホスピタリズムの原因は、人手が足りなかったり、子どもの発達についての知識がなかったために、保母さんたちは交代で乳児の世話をしたけれど、子どもを抱いたり、話しかけたりしていなかったためなのです。赤ちゃんが健康に育つためには、身体の発達に必要な栄養だけではなく、十分な愛情が必要なのです。母親か、それに代わる決まった人による温かく、安定した愛情に見守られながら、生理的な必要を満たしてもらえることが、健康な成長発達には不可欠なのです。

こういった人生の最初の発達課題である基本的信頼感が身についていないと、これまで見てきた様々な事例に見られるように、子どもたちは、自分は見捨てられてしまうのではないかという不安にいつも取り巻かれてしまいます。成長してからも、対人関係において心理的に適切な距離が取れなくなり、親密な関係になることを恐れたり、一度親密になるとそこにしがみついてしまうようになってしまいます。

夫の暴力やギャンブルに苦しめられながらも、夫にしがみついてしまう家族は、「見捨てられ不安」が強くて、自立への歩みを踏み出せないのです。こう見てくると、子育ての基本は、愛する能力、愛される能力を身につけさせるために人生の早い時期に十分な愛情を注ぐことだといえます。

(4) 社会性を養う（自立を助ける）

大人になるということは、一人で生きていく能力を身につけることです。子どもが自立するためには社会の中で生きていく能力、職業能力を身につけていかなければなりません。そのためにはまず、親が子どもにしつけをして、教育を受けさせることが肝要です。

①　しつけは幼児期が大切

「しつけ」というのは和裁のしつけ糸から来ているように、形を完成させる前に仮の形を決めていくことです。人間は成長して個性的でその人らしい社会性を身につけたり、その人固有の社会生活をいとなむために必要とされる技術を身につけていきます。子育てにおけるしつけとは、その子が個性的に成長する前に、親が子どもに、所属する社会、文化の中で生きていく方法をあらかじめ伝えるものといえるでしょう。朝起きて顔を洗い、朝食をとり、昼間は学校に行ったり遊んだりして、夕方には帰宅して、団らんや食事の後で、必要な睡眠をとるといった基本的な生活習慣を身につけさせたり、周囲の人に不快感を与えないような言葉づかいや身だしなみを身につけさせることです。

しつけというのは、社会の中で不必要な反発や抵抗を受けずに、自分らしさを発揮する方法を身につけさせることでもあり、社会性を養う基盤でもあります。

しつけには当然、親の価値観が伴いますが、大きくなってから子ども自身の価値観とは必ずしも一致するとは限りません。そのために、物事がある程度自分なりに理解できるようになる思春期では、あまりに厳しいしつけに対しては子どもの反発を招きます。ですから、必要なしつけは、幼児期、学童期までに親が子どもに身につけさせせないといけないと思います。

アディクションに陥ってしまった人たちは非常に社会性に欠けています。まず欲望をコントロールする力が身についていません。「コントロールできない」、それがアディクションの本質でもあるのです。飲酒をコントロールできない人がアルコール依存症になるのだし、お金をコントロールして使うことができない人が買い物依存症になったりギャンブル依存症になるのです。彼らは、幼い時からのお小遣いの使い方（一カ月いくらというように決まった額の小遣いをその期間で上手に使うなど）、欲望のコントロール（欲しいものを手に入れるには誕生日まで待たなければならないとか、お手伝いをしてお金を貯めなければならないなど）が身についていないのです。

しつけとは仮の形であって、基本的なことは「自我」の育つ以前（三歳未満）に身につけさせないといけないものなのです。自我について、精神分析家の木田恵子氏は「私どもが生まれたときの心は、いわゆる本能から来るエネルギーで満たされています。そしてすべては快感に従うのみの存在で、これを分析ではエスと呼んでいます。エスのままで生きてゆくことは本能の満足を盲目的に追求し、ひたすら快感原則に任せて行動することですから、いずれ破滅する他はありません。そこで外界からの影響によって、エスの外界に近い部分が、現実原則を取り入れて変化しますが、この変化した部分が自我なのです」、そして「自我が大きく育った精神が健康な精神なのです」と述べています。健康な精神、すなわち自我を大きく育てるには、人生の初期における母親のしつけがいかに大切なことであるかが分かります。

それなのに、幼い時は子どものわがままも欲望も親の手に負える範囲なので、そのままにしている親が多いのです。三歳くらいの子どもがデパートのおもちゃ売場で「このおもちゃが欲しい」と泣き叫んでいると、恥ずかしいからと子どものわがままに負けて買い与えてしまう親をよく見かけます。わがままは通らないことや、周囲の人たちに迷惑をかけてはいけないことなどのしつけの基本は、この時期に身につけさせるべきなのです。アディクトたちが酒を飲むためにお金を手に入れようとする方法や、ギャンブルや買い物のためにサラ金から無計画に借金する姿は、地団駄を踏んでいる三歳児を彷彿させるものです。

②　子どもの意志を尊重した学校選び

「教育」とは知識を与え、個人の能力を伸ばすための営みです（『国語大辞典』）。しつけに続いてさらに社会性を身につけ、自分を確立し、大人になって役割を果たせるようになるために行われるもの、と言い換えてもよいでしょう。

現在では、高校の進学率が九五％を超えています。日本の教育レベルの高さと文盲率の低さは世界のトップクラスです。階級もなく、貧富の差も少ない現在の日本では、誰もが高等教育を受けることができます。大変幸せな状況なのですが、しかしこのことが逆に、教育本来の目的を忘れさせて、現代の日本に学歴偏重の社会をもたらしています。学歴偏重の社会では、アイデンティティー（自分らしさ）の確立をしなければならない思春期に、自分は将来どんな人になりたいかなどのことを考える余裕がないままに、知識偏重、○×式の受験勉強を迫られます。

どんな自分になりたいか、どんな仕事を持ち、どんな役割を果たしたいか（アイデンティティ）を自覚するのが思春期なのです。エリクソンはこの時期の発達課題はアイデンティティーの確立だと言いました。神谷美恵子氏の『こころの旅』には「この時期の最大の特徴は人間が生まれて初めて十分に発達した意識を持って自己のからだとこころに対面し、世界と社会の中における自己の位置と役割をしかと見定めるところにあると思われる」と書かれています。

思春期は激動の時期であり、惑いの時期でもあります。親の元を離れて本当の自分を見いだすことがこの時期の発達課題なのです。このような大人になって欲しいとか、このような職業を持ってもらいたいなどの親の思いはそれとして、自分は本当はどんな人間になりたいのか、どんな職業を持ち、どのような生き方をするのかを自分で決める時期なのです。

子育てが母親一人に任されてしまっていることには大きな問題があります。体力的に弱い母親の見方で「良い子」というのは、おとなしくて手のかからない、現実的な子どもになりがちです。子どもが乱暴で、洋服を汚してばかりいると、つい母親は叱りたくなってしまいますし、ケガを怖れてしまいます。

また（筆者の偏見かもしれませんが）男性に比べて女性は現実的な傾向が強く、夢がないように感じられます。以前、テレビに「飛べ、鳥人間」という番組がありました。一年かかって人力飛行機を作って、琵琶湖に飛び出して飛行距離を競うものです。そこに出演するのはほとんどが男性でした。現実的な効用はなくても、夢のある行動にお金をかけるのは女性は苦手なのでしょうか。子どもの教育を考えるにあたって、現実的な思考の強い母親一人の価値観に任せてしまうことは寂しいように思います。

子どもの教育を考える時、どんな学校を選ぶかも大切です。どんな学校を選択するかによって、将来のかなりの部分が決められるからです。小・中学校の時分には、まだ子ども自らが選択したり、希望を述べることはなかなかできないので仕方ありませんが、高校受験や大学受験には親の意志より子どもの意志がはっきり示されなければならないと思います。かつて自分が通っていて良い学校だったから、自分は行けなかったので子どもにはぜひ行かせたい、この学校の方が環境がいいから、有名校だから……などの理由で母親が進学先を決めているケースをよく見かけます。母親が環境が良いと考えて子どもの意志を無視して行く学校を決めたため、それまで仲の良かった友達とは違う中学校になってしまい、しばらく登校拒否を起こし、その後の親子関係にも影響して問題が生じてしまった例もあります。

本人は進学を望まなかったにもかかわらず、母親がぜひ大学に行くようにと勧めたため、入学してみたものの、面白くないからと言って六カ月後には家に引きこもってしまった例もあります。また、母親に勧められて大企業に勧めたが、ストレスが強くて酒びたりになってしまった例や、仕事が辛くて薬物に依存してしまった例もあります。「息子には反抗期がなく、とても良い子で扱いやすかった」と言う母親がたくさんいますが、思春期に何の反抗もせずに母親と何でも話すような状態は、健全な成長発達を遂げていない心配があります。

（5）子育てはモデルになること

子どもを育てるということは、子どもに対して人間としてのモデルを示すことでもあります。

子どもは育った家庭で、父親とは、母親とは、夫婦とはを見て学んでいきます。家庭は、いってみれば閉鎖的な環境です。成人して社会体験をかなり積んでも、自分が育った家庭しか深く知ることはできないものです。子どもは、意識することなく父親の生き方、母親の生活の仕方を踏襲していくものです。子どもを健全に育てるためには、親も健全な生き方をしなければなりません。

前にも触れましたが、アルコール依存症の家庭に育った男の子どもの半数がまたアルコール依存症になり、女の子の三分の一がアルコール依存症者の妻になるといわれています。殴られて育った子どもは、大人になって子どもを殴る親になるともいわれています。子どもを大切に思うならば、親は子どものためにも、自分の人生を生き生きと生きなければなりません。共依存症者は、依存症者にしがみついた惨めな生き方から一刻も早く回復しなければならないのです。

子どもには、夫婦で協力しながら依存症の回復を目指している姿、あるいは夫と別れることになったとしても生き生きと人生に取り組み、毎日を楽しく生活し、自分らしさを発揮している親の姿を見せてあげたいものです。

第5章

専門家によるアディクション治療の限界

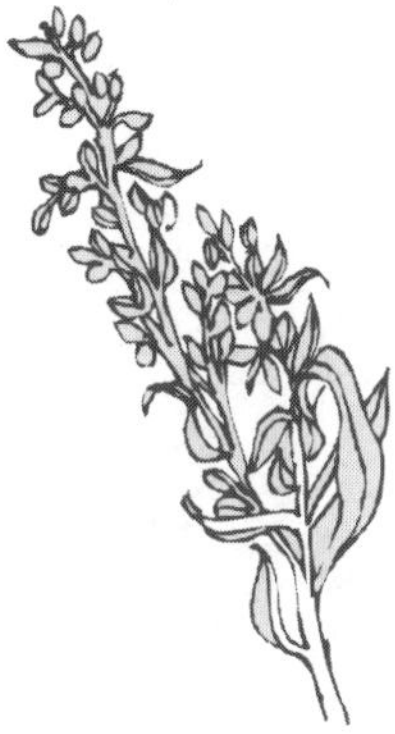

1　医療の限界

アルコール依存症は、飲酒という最初は合目的的な行動が習慣として続けられているうちに、アルコールという薬物の依存性が身体的にも精神的にも亢進し、本人がコントロールしようとしても不可能な状態に至ってしまい、飲酒することが本人の生活に障害をもたらすにもかかわらず断酒をできなくなっている病気です。

アルコール依存症はまた、アルコールが肝臓や膵臓、食道や胃など、あらゆる臓器を傷害する体の病気でもありますが、飲酒するという欲求のために、その他の状況判断や倫理的配慮なども失われてしまう心の病気でもあり、家族の思いを踏みにじったり、仕事の約束もすっぽかしてしまい、経済的にも追いつめられる社会的病気でもあります。

アルコール依存症の治療にはアルコール専門病棟や専門クリニックがあり、医療の役割も大きな位置を占めています。しかし、酒をやめることのできる薬物があるわけでありませんし、断酒を続けるための治療方法もありません。医療ができることは断酒時の離脱症状の治療や、アルコールで傷められた臓器の治療、合併症の治療、飲酒するばかりで栄養が偏ったことで生ずる症状などを改善することができるだけです。さらには、アルコール依存症という病を理解させ、断酒会やＡＡといったセルフヘルプグループに紹介すること、すなわち患者を回復のためのスタート台に着かせることがこの病に対する医療の役割だと思います。

アルコール依存症の回復とは、アルコール依存症者が断酒を行い、今まで習慣となっていた飲酒から遠ざかっていくこと、すなわち酒なしで人間関係を円滑に進めたり、ストレスコーピングを飲酒以外のことで行っていくこと、過去の飲酒による身体的・精神的・社会的障害を克服し、自尊心を取り戻し、酒なしの新しい生き方を身につけることです。

多くのアルコール依存症専門病棟では三カ月のＡＲＰ（Alcohol Rehabilitation Program）が行われ、その間にセルフヘルプグループを紹介しています。しかし、一回の入院治療で酒を断つことができるものは非常に少なく、退院後二年を経過した時点で酒をやめ続けているものは約二〇％といわれています。三年前に筆者が調査した、アルコール依存症専門クリニックでの治療開始後二年間の断酒成功率は約三六％でしたが、就労できているものは七・六％にすぎませんでした。断酒できてはいるものの就労者以外はクリニックのデイナイトケアに毎日通っていたり、生活保護を受けながら作業所で単純作業をしていました。

医療におけるデイナイトケアや作業所での作業は慢性の統合失調症患者をモデルに計画されており、非常に保護的環境になっています。アルコール依存症者はもともと依存的性格が強く、保護的環境に置かれることはさらに自立を抑制させてしまいます。アルコール依存症者といっても一様ではありませんが、多くのものは酒さえやめることができれば、作業能率が下がっていません。そのような彼らに対し、数年以上も毎日一万円以上の医療費のかかるデイナイトケアに通わせたり、欠陥状態が残ってしまった慢性統合失調症者と同様の作業を行わせて、五年も十年も医療と生活保護を受けさせるのは無駄としかいえません。

これまで何度も述べましたが、アルコール依存症からよい回復を遂げているものはすべて、セルフヘルプグループに熱心に通ったり、セルフヘルプグループの世話役をしていました。医療とセルフヘルプグループの役割分担を明確にすべきです。

アルコール依存症以外のアディクションに対する医療は、薬物依存症に対する入院治療が一部の精神病院で、また、この一～二年の間にクリニックでの外来治療およびデイケアが始められたところです。摂食障害に対する医療は心療内科など多くの医療機関で行動療法などを取り入れて行われていますが、長期予後は必ずしも満足できるものとなってはいないようです。リストカットなどは最近、一部のクリニックでデイケアが行われるようになってきました。ギャンブル依存症や買い物依存症に対しては、医療というより、家族教室にアルコール依存症の家族と一緒に参加したり、クリニック等を会場としてセルフヘルプグループが行われ、そこへの出席を促すことが始められています。

2　看護の未成熟

（1）アディクションに対する看護の現状

看護職は現在、全国では一二〇万人以上が働いています。酒の飲み過ぎで体をこわしたときも、不登校の初期に腹痛を訴えたときも、リストカット（手首切り）をしたり処方薬を飲み過ぎたときも、またドメスティック・バイオレンスで骨折をしたときにも、必ず看護職がその患者に出会っています。しかし、まだアディクションという概念が新しいこともあって、看護職は対応の仕方が分かっていません。臨床現場での研修もあまりなされておらず、看護の教科書にも記載がなく、基礎教育もなされていません。

しかし、看護職である筆者としては、看護職がもっともっと力を得て、アディクション看護を開発してほしいと願わずにはいられません。そこで、いくつかの提案をしたいと思います。

（2）アディクト（依存症者）の特徴

アディクション看護とは、アディクト（アディクションをもつ人）の生き方のゆがみ、人間関係のゆがみを回復することを援助するものです。看護とは「療養上の世話」と「診療の介助」であると法的に決められており、療養上の世話とは病をもって生活することに関して支援するものです。現在では、健康管理や予防など病や障害がなくても看護活動の対象となっており、すなわち生きることを援助するのが看護の仕事です。しかし、従来の看護過程を基盤とした看護技術ではアディクション看護は担い切れないと思われます。そのことを①～⑤に示すアディクトの特徴との関連で検討してみたいと思います。

① 依存的であり同時に支配的
② 人間不信（十分に愛されていない）→不安が強い（見捨てられ不安）
③ 感情のコントロールができない（白黒思考）all or nothing
④ 精神障害とともに行動障害でもある（否認、探索行動）
⑤ 家族全体が病んでいる

右に掲げたように、アディクト、依存症の人たちにはいくつかの特徴があり、普通の看護活動のつもりで付き合うといろいろな苦労があり、巻き込まれたり、看護職としてのアイデンティティーを見失うおそれがあります。

アディクトたちは依存的であると同時に非常に支配的・操作的で、自分の思い通りに相手を動かそうとします。かまってもらいたい、寂しいとなると、自殺をほのめかしたり手首を切ったりして周囲の関心を引こうとします。

アディクトには人間不信があり、見捨てられ不安が強いので、ちょっと気に入らないことがあるとすっかり遠ざかってしまうか逆に攻撃的になります。依存と攻撃はコインの裏表のようなものです。非常に依存的になったり、崇拝しているような態度をとっていたアディクトが、些細なことで気に入らないと一転して離れていったり、攻撃的になったりします。

彼らにとっては白か黒かがすべてで、白い紙に一点のインクが落ちて黒い点があるということを認められず、水に一滴のインクを垂らすと水全体が黒ずんでしまうように、気に入らないことが一つでもあるとすべてが黒くなってしまうのです。また、「自分は繊細で傷つきやすい」と言い、人を責めますが、自分は平気で嫌みを言ったり約束を破ったりします。一般の患者と同様に考えていると、看護職の方が傷ついてしまいます。

アディクトたちの薬物やアルコールを求める執拗な探索行動や、平気で約束を破り、また酒臭い息をしながら「飲んでいない」と言い張る行動を見ると、彼らは精神障害であるとともに行動障害でもあるといえるでしょう。

また、ふつう看護では家族は健康であると考えて看護援助を行いますが、アディクションの家族は、患者さんと言われている人よりも病んでいることが多いのです。「何とか夫の飲酒やギャンブルをやめさせたい」と助けを求めてきても、家族教室に通うことを勧めたり、夫の尻拭いをすることをやめるように話しても聞く耳を持たないことが多いのです。

(3) アディクション看護の提案

アディクション患者を看護するに当たって、筆者は受け持ち制をとることを勧めたいと思います。できれば複数のスタッフで複数の患者を受け持つとよいでしょう。なぜならアディクトの心理的・社会的・身体的障害、人間関係のゆがみなどの複雑な病像を理解するには、個別な患者と時間をかけて（適度な距離を保ちつつ）付き合わなければならないからです。

1　アセスメント

まず患者の訴えを聞きますが、このときに「この患者の言うことは、本当だろうか」という疑問がわいてきます。家族や周囲の人の言うことも聞かなくてはなりませんが、患者の言うことは患者にとっては真実であると考えることが重要です。

次に患者の観察を行いますが、観察は身体面に限らず患者の行動（約束通り時間通りに来院できる、いつも昼過ぎでないと来院できないなど）、人間関係の特徴（たとえば異性とは非常に親和的だが同性には反発的であるとか、権威者には従順だが仲間内では自己中心的であるなど）、日常生活行動（ちゃんとした食事をとっているか、身だしなみは許容範囲かなど）、さらにどのような価値観を持っているのかなどを総合的に観察しなければなりません。

さらに家族や周囲の人びとから患者の言動や人間関係の傾向を聞き取ることも欠かせません。そのうえで、患者の問題点を明確にし、看護計画を立てます。しかし、これだけのことを一度に観察できませんし、患者の訴えも患者との良い関係ができないとなかなか心を開いてくれません。そこで明らかになっていることを手がかりに当面の看護計画を立てます。

2　看護計画

看護計画を立てるに当たっては、観察したことを主治医や臨床心理士などのスタッフに提示して、共通の援助目標を立てなければなりません。そのためには、まめにカンファレンスを行う必要があります。それから、主治医の指示とアセスメントに基づいて看護計画を作ります。

たとえば、患者の心を開くために毎週一時間面接を行い良好な関係を築く、食事をちゃんとととっていないので調理のプログラムに参加するように勧める、人間関係の特徴を把握するためにミーティングに受け持ち看護師も参加して観察を行う、家族関係に問題があるので家族教室に家族の参加を促す、などです。

アディクション看護では計画は院内だけでは完了しません。必要に応じて家庭訪問を行って家族関係、家庭での行動を観察したり、保健所や、児童相談所、学校などの地域の関係機関と連絡を取り合う、さらにセルフヘルプグループに患者とともに参加するなども看護活動です。

3　計画の実施と評価

看護計画に基づいて患者の言動を観察し、記録を行い、月に一度はケースカンファレンスを行います。計画の実施状況や患者の変化を評価し、新しいアセスメントに従って再度、看護計画を立てます。アディクションの患者は「生き方のゆがみ」「人間関係の障害」なので、短期的には大きな進展は望めません。しかし、毎日の生活のリズムが整い、人間関係が改善されていけば、時間とともに問題行動も減少してゆきます。

アディクション看護とは長期的な見通しを持ち、患者と適度な健全な距離を保ちつつ、グループで、多職種と協働しながら看護を行っていくものなのです。

3　カウンセリングの限界

そもそも、こころの問題、こころの病気は本人が困るか周囲が困るかで事例化する（問題事例として援助の対象となる）ものです。したがって、本人が困って治療や援助を求めて来るか、アルコール依存症の大部分のように、本人は困っていないが家族や職場の人が困って相談に来るのです。本人が困っていないのに、この人はアディクション問題を持っているから治してあげようとしても、決してうまくいきません。治してあげよう、援助しようという姿勢でいると、もともと依存的傾向を強く持っているアディクトたちを、より依存的にさせてしまいます。「治してあげよう」ではなく「本人が治したい」と思うように導くのが専門家です。場合によっては無理だと思っていても、本人の望むようにさせることもあります。たとえば、アルコール依存症の人が「自分はこれからは毎日二合しか飲まないから入院はしない」と言って頑張るときは、「では、そのようにして頑張ってください」と失敗するのを待つのです。専門家も家族も場合によっては「援助しないことが最大の援助」なのです。

カウンセリングとは、自分がこころの問題で困っている、何とか良くなりたいと考える人が、自ら助けを求めて訪れるところだと思います。したがって、アディクト本人が進んでカウンセラーのもとを訪れることは少ないのではないでしょうか。

もっとも基本的なカウンセリングである一対一の関係で、受容的で傾聴を旨とするふつうのカウンセラーとの関係では、アディクションに陥った人のたくさんの選択肢を失い一つのことにはまり込んでしまっている生き方、依存的で操作的で健康な距離のとれない対人関係のゆがみに気づきにくいのです。もちろん、カウンセリングでも気づけないことはありませんが、同じ問題を持った仲間とのグループミーティングで、毎回展開される対人関係や言動を見聞きする方が、はるかに簡単に気づくことができます。

健康保険が使えず、一回一万円前後のカウンセリング料を何年にもわたって、継続的に支払うことは経済的にも困難な場合が多く、また、定期的に決まった時間に相談所に通うことは仕事や家庭の事情から困難なケースが多く、筆者がカウンセリングに紹介した例はほとんどが改善されずに中途でドロップアウトしてしまいました。

摂食障害で食べ吐きを繰り返し、十九歳の時から四年間引きこもっていた女性は、カウンセリングに通いはじめ一年経過した頃から食べ吐きが収まり、カウンセリングに通うことにより引きこもりからも解放され、大学に入学できましたが、授業も休みがちで、試験になると頭痛がしたり眠れなくなり、休学することになってしまいました。彼女の場合はカウンセリングで自分のことを受け止めてもらうことができ、空しさから解放されて食べ吐きなどの症状が消え、外出することができるようにはなりました。しかし、小心で、完全主義的な傾向は変わらず、生き方を変えるまでには至らず、少しでも困難なことが生じるとそれを乗り越えることができない現状です。

専門にアディクションを対象としてグループミーティングを積極的に取り入れているところはそれなりに効果をあげていますが、アルコール依存症の例でいえば、断酒をして三年以上も飲まない生活を続けて初めて回復しつつあると認められるような回復、すなわち「生き方を変える」ことは援助者との依存的な体験の積み重ねでは困難が大きいと思われます。アディクトの寂しさと生きにくさが理解され、仲間の中で、だが決して甘やかされない関係の中で、生き方を変え、自己肯定感を取り戻していくことが回復のプロセスなのです。

第6章　回復への道・セルフヘルプグループ

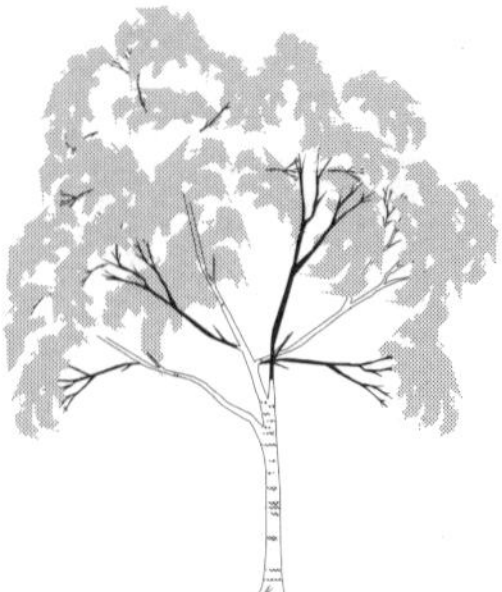

１　セルフヘルプグループとは

(1)　セルフヘルプグループとは

前章まで、セルフヘルプグループについてはいろいろ述べてきましたが、アディクションの回復には必須と思われるその機能等について詳しく見てゆきましょう。

最近、アルコール依存症、薬物依存症、不登校の子どもを持つ親など、問題を持った人びとが自分たちの問題を見つめ、回復を図るための手段として、セルフヘルプグループの機能が注目されてきています。断酒会やＡＡは歴史も古く、多くの人に知られていますが、摂食障害者の会や、感情障害者の会、ドメスティック・バイオレンスの被害者の会、ギャンブル依存症者の会などがあちこちで開かれています。

セルフヘルプグループとは、同じ病や問題を持った仲間たちが集まって、それぞれの悩みやつらさを語り合うグループです。ふつうは「言い放し」「聞き放し」で、批判しません。グループの中には上下の関係がなく、ただ先を行く仲間と、後から来た仲間がいるだけです。

岡は「セルフヘルプグループ（本人の会）の研究」でセルフヘルプグループの基本的要素と援助特性について、次のように述べています（表４）。セルフヘルプグループの働きの基本

表4　岡知史　セルフヘルプグループ（本人の会）の研究より

	わかちあい	ひとりだち	ときはなち
内むき	グループのなかのわかちあい	生活の自己管理・自己決定	内面化された抑圧からの解放
外むき	電話相談 機関誌の発行	社会参加 政策立案への参加	異議申し立て 社会改善運動

的要素として「わかちあい」「ひとりだち」「ときはなち」の三つをあげています。「わかちあい」については、「複数の人が情報や感情や考えなどを同等な関係の中で自発的にしかも情緒的に抑圧されていない形で交換することである」と述べています。「ひとりだち」については、「わかちあいを通じて、自分自身の状況を自分自身で管理し、問題解決の方法を自己決定し、社会参加していくこと」と言い、「ときはなち」については「自分自身の意識のレベルに内面化されてしまっている自己抑圧的構造を取り除き、自尊の感情を取り戻すことであり、しかも外面的な抑圧構造を作っている周囲の人々の差別と偏見を改め、資産配分の不均衡や社会制度の不平等性を無くしていくこと」としています。

岡はさらに、三つの基本要素はそれぞれ社会に向かう外向きの側面と、メンバーそれぞれの自己に向かう内向きの側面を持っていると述べています。「わかちあい」の外向きの側面には電話相談などのピアカウンセリングサービスが含まれます。「ひとりだち」の外向きの側面としては社会参加があり、内向きの側面としては生活（状況）の自己管理・自己決定の側面が含まれます。「ときはなち」の外向きの側面としては社会的な抑圧構造への働きかけ（異議申し立て）があるし、内向きの側面としては自己に内面化された抑圧構造を崩すことがある、と述べています。

現在、日本でも多くの断酒会などがＮＰＯの資格を取り、外向きの側面の活動を始めています。その中で広報活動を行い、電話相談などを行っています。それによってセルフヘルプグループの存在を知り、新しい仲間が加わっていくのは非常に素晴らしいことだと思います。しかし、私は現代の心の病であるアディクションのセルフヘルプグループにおいては、その内向きの側面をあくまで重視したいと思います。なぜなら、アディクションは依存症であり、生き方が依存的・他罰的になっているからです。

酒やギャンブル、暴力などに陥ってしまい、自分で自分の行動をコントロールできなくなってしまった人たちが、どうにもならなくなって、回復を目指すときに必要なのは自分の苦しさ、情けなさ、寂しさをわかってくれる仲間と、安心できる場で、自分のことを話せることであり、正直に自分を話すことで自分の状況を理解・把握し、自己コントロールできるようになり、自尊の感情を取り戻すことが回復だからです。

十分回復した人たちが、苦しんでいる新しい仲間に働きかけることは本人の回復を続けるうえにも必要で欠かせないことですが、ギャンブル廃止運動や禁酒運動などの外向きの活動をすることで、自分がアディクションに陥ったことを「酒があるから悪い」「ギャンブルを公認しているから問題なのだ」とすり替えてしまっては回復にはなりません。

(2) 今、なぜセルフヘルプグループに注目するのか

いま、年金問題が国民が関心を寄せる一番の政治問題となっていますが、同時に医療費に関しても国民負担だけでなく、健康保険料の半分を負担する企業にとっても負担感が強く、企業の競争力をそぐ疑念が高まっています。中小企業によっては組合健康保険を解散して、従業員を国民健康保険に変えさせているところもあるといいます。国民の少子高齢化が進展するとともに、医療費は増大し、高齢者を支える若年世代の負担が大きくなっています。そのために組合健康保険の自己負担が二割から三割に引き上げられるとともに高額医療費の自己負担も大き

くなってきています。

他方、医療の現場に目を移すと、外傷や感染症などの急性疾患に大きな威力を示してきた西洋医学も、生活習慣病などの慢性疾患には必ずしも万能ではありません。そこで代替医療や東洋医学に新たに注目が寄せられています。それだけでなく、百万人を超えるともいわれている引きこもりや、連日マスコミをにぎわせている児童虐待やドメスティック・バイオレンスなどの心の問題に関しては、医療での治療には大きな限界があります。このような心の問題は、アルコール依存症や薬物依存症などと一緒にアディクションと見なされています。第一章で述べたように、アディクションは心の病であると同時に生き方の病であり、人間関係の病であり、家族の病でもあり、生き方のゆがみでもあります。アルコール依存症や薬物依存症などのように心と同時に身体も病んでいる物質依存には医療の役割も大きいのですが、引きこもりやギャンブルなどといった心の問題は直接的には身体をこわすことはないので、医療にはなじみにくいのです。

さらにアルコール依存症などは酒の飲み過ぎで身体をこわして、内科などの医療にかかり治療して飲める身体にして退院することが多くあります。酒を控えるようにと指導されてきても、アルコール依存症に関する本質的な教育がなされていないことが多いので、退院後まもなく飲酒を再開しては再入院となっています。五回も六回も、人によっては十数回も入退院を繰り返しています。最近の統計によると、日本全体の年間医療費は三十兆円を超えています。やがて、国民がその負担に音を上げてしまいます。

セルフヘルプグループは、専門家を必要としない回復のためのグループです。集まる場所があり、仲間がいれば成り立つために費用はほとんどかかりません。アディクションのような生き方の病には、薬物治療などの医療は無力です。前述のように、本人自らが自分の生き方のゆがみを理解し、置かれた状況を把握して変えていこうと決断しなければならないからです。そのためには自分と同じ体験をし、回復している仲間というモデルと少なくとも三年くらいの非常に長い時間を必要とするのです。アディクションを持つ人びとが回復するために必要なものが得られるのがセルフヘルプグループなのです。

2　アディクションを対象にした新しいセルフヘルプグループ

(1)「ときはなちの会」の意図と歴史

「ときはなちの会」は平成七年一月、筆者の勤務先であった東京都立保健科学大学の会議室を借りて始められました。当初はアルコール依存症者が中心で、酒をやめたあとの生き方を探っていこうという目的で会を開きました。それ以前から「SOS（酒なし生活会）」というセルフヘルプグループがあり、その会の雰囲気が非常によかったのですが、月に一回だけのミーティングでしたので、別の会場でもう一回行うために「SOS」のメンバーが中心になって開かれました。「SOS」はあくまでも断酒会であり、いかに酒を飲まないで生活するかをメインテーマにしていました。

大学で開かれる「ときはなちの会」は、アルコール依存症に関心のある学生や、夫の飲酒問題に悩んでいるが夫を治療機関に連れて行くことのできない家族や、いわゆるアダルト・チルドレンの学生も参加できるようになってきました。男性メンバーが中心の断酒会とは異なり、若い女子学生が参加するようになり、会の雰囲気が華やいでもきました。平成十年からは月二回のミーティングになり、現在では百七十回もの集まりを重ねています。会は夕方七時に始まり、八時半に終了します。

「ときはなちの会」では祈念に始まり、毎回、テーマを決めて自由に自分の考えを述べます。テーマは「この二週間の間で腹の立ったこと」「最近あったちょっとうれしかったこと」「過去の出来事で、心に残っているトゲの刺さったような出来事」「自分のよいところ」など多様なテーマを取り上げています。一通り参加者が自分の話をした後で時間が残れば、「言い足りなかったことがある人はどうぞ」「テーマとは違っていても今日話したいことがある人はどうぞ」といって自由に話すことができます。終わりの時間がくれば、また祈念をして終了となります。

これまでに実数で二百人、延べ八百人を超える参加者がありました。毎回参加する人はほんの一握りで、三〜四回の参加で来なくなってしまう人が多く見られます。しかし、十回以上参加すると、会のメンバーとの仲間意識が芽生えてきますし、着実に変化が生じてきます。

夫の飲酒や借金に悩んでいる家族は、断酒することができているメンバーから励ましを得ることができ、夫の問題と自分の問題の区別がつくようになりました。アダルト・チルドレンの学生が、すでに自殺してしまったアルコール依存症の父親との葛藤や、寂しさなどの自分の体験を話したときには、参加していたアルコール依存症の男性が、自分の飲酒が自分の家族や子どもに与えた影響の大きさに思いを馳せ、涙を隠せませんでした。また、アダルト・チルドレンの学生自身は父親と話すことができなかった会話をメンバーとの間で経験でき、父親の苦しい気持ちを理解できるようになりました。

回を重ねるにつれて、過呼吸の発作に苦しんでいる学生や、母親との関係に悩んでいる学生などが参加するようになっていき、会の性格が異なってきました。断酒を目的にするのではなく、「生きにくさを感じている人」なら誰でも参加できる会になっていきました。会を主宰する筆者も、「生きにくさ」を感じているものとしてメンバーの一人と考えています。ただ、筆者は一応看護職であり、アルコール依存症やアディクション問題を研究する立場でもあるので、「言い放し」「聞き放し」のミーティングではありますが、会の後半に質問に答えたり、助言を求められればそれも行っています。また、この会では対応が難しいと思えるメンバーには医療機関への紹介も行っています。

(2)「ときはなちの会」における成功例

断酒会やAAのように「酒を断つこと」という明確な目的をもった会と異なり、「生きにくさからのときはなち」という曖昧な目的の会がかれこれ十年続きました。そこで元気を取り戻した人たちをまず紹介いたしましょう。

【事例――20】高梨氏　男性　五十五歳　自尊心の回復の場

高梨氏にとってセルフヘルプグループは受け入れてくれる場であり、自尊心の回復の場である。

高梨氏がアルコール依存症の二度目の休職から職場復帰をしたのは昨年の四月であった。工事現場の荒っぽい関係者とのやりとりで、日本刀を突きつけられるなどの体験をした高梨氏は、上司の一方的な叱責を苦にして酒浸りになって入院した。三カ月の入院の後、毎日セルフヘルプグループに通っていた一年間の休息の後に職場に戻った高梨氏を待っていたのは、前回に非常に自分に過酷に当たった上司と同僚の冷たい視線と、仕事からほとんど外された窓際の席であった。

「ときはなちの会」で「二度もアルコール依存症で休職をしたあなたが悪いのだから、つらくても我慢をしなければいけないよ」と言われていた。しかし、職場に戻って一カ月後には自宅で酒を飲んでしまい、二日後には胃潰瘍で大出血をした。一回目の入院の時に妻子が出て行ってしまい、一人暮らしだった高梨氏はふらふらになりながら救急車を呼んで、即日入院となった。このときの彼は「ああ、これで自分はおしまいだ、職場も失い、食べるためには家を売るしかない」「もうだめだ」と、混乱した頭で考え、「もう、どうなってもいいいや」とやけっぱちになっていた。

幸い二週間で潰瘍は収まり、病欠の後、職場に戻った。職場では、上司が別居中の娘さんに「依願退職をさせるように」と勧告した。けれど、セルフヘルプグループの仲間は「クビになったら仕方がないけれど、自分からは絶対に退職するとは言わないように」とアドバイスした。結局、職場では譴責と減給処分で、辛うじてクビは繋がることになった。でも職場での高梨氏はまさに居場所のない状況であった。

「ときはなちの会」に再び現われた高梨氏は、「よく来ましたね」「生きていて良かったね」と暖かく迎えられた。セルフヘルプグループでのみ、彼は笑顔を見せた。「職場でどんなに辛くても休んではだめ」「今度飲んだらおしまいだよ」と言われ、「よく分かっています」と答えながらも苦しそうな顔をしていた。「朝、目が覚めると、今日も職場に行くのか。嫌だなあといつも思っているんです」と言っていた。

一人暮らしの高梨氏は家にこもっているとストレスで酒に手を出す恐れがあるので、毎日、長時間の散歩をし、休日にはカメラを抱えてハイキングに行くようになった。セルフヘルプグループの仲間が同行するようになり、彼は孤独から逃れられるようになった。毎月一回、日曜日にハイキングを行うことにして彼は地図を調べ、パソコンで、近所の見どころ、食べ物のおいしいところを探し出し、きれいな案内図を作成してセルフヘルプグループの仲間に通知をする。七～八人から、多いときは十五人くらいの仲間がハイキングに参加する。計画の立案、仲間への通知、当日の世話など、非常に大変な手間ではあるが、彼にとってセルフヘルプグループの仲間は家族のようなものであり、ハイキングの計画は生きがいにもなっている。

一年後に職場に人事異動があり、高梨氏は異動にならなかったが、上司が替わり、十人のグループのリーダーとなった。グループの勤務表を作る立場になった彼は、月に一回のハイキングと日曜日のセルフヘルプグループ、それに金曜日の夜のセルフヘルプグループの出席を最優先にして、それ以外は休日でも残業でも引き受けるようにしている。最近では職場の仲間にも受け入れられるようになり、「大鍋でカレーを作ってみんなと一緒に食べるんです。職場の近くに昼食をとれるところがないので、女性たちにも大好評なんです」とうれしそうに話している。

たび重なる失敗で自尊心が傷つき自己否定に陥った高梨氏は、ときはなちの会で慰められ、ハイキングの会を実施することによって、仲間と自尊心を取り戻すことができました。

【事例――21】横山氏　男性　三十四歳　前向きに認知を変える場

横山氏にとってセルフヘルプグループは「前向きに生きること」へと認知を変える機能であった。

初めて「ときはなちの会」に参加した頃の横山氏は、うつ病による二年間の休職から職場へ復帰したばかりであった。高校を優秀な成績で卒業した彼は、誰もがうらやむ一流企業に就職した。張り切って仕事に励んでいたが、転勤をしたときに出会った先輩の女子社員のいじめの対象にされてしまった。彼にとって初めての仕事であっても引き継ぎをちゃんとしてくれず、ミスがあると徹底的に糾弾された。上司も彼をかばってくれず、つらい毎日が続くうちに夜眠れなくなり、また朝起きるのがつらくなってしまった。まじめな彼は会社を休まずに頑張ったが、会社に出てもぼんやりとしており動作も緩慢で、ますます仕事に手がつかなくなった。会社の健康管理医に精神科医を紹介されて、うつ病と診断されて休職することになった。途中、何度か試験出社をしてみたが、結局、二年間休職して、やっと職場に戻った。

「ときはなちの会」に参加した頃の横山氏は暗い顔をして、うつむき加減に声も小さく、職場での冷たい視線や、時々、面接をしてくれる健康管理センターの看護師に対する不満などを話していた。「自分は二年間休んでしまったので、同期入社の社員の中で評価が一番下で、同じ職場での新入社員より給料が低いんです」とか、「残業禁止の命令が出ているし、診察日には定期的に休むので、仕事も半端なものしかさせられない」「自分は今かかっている主治医を信頼しているのに、会社の看護師は『なかなか元気にならないから別の医者にかかったら？』などというんですけど、どうしたらよいでしょうか？」と話していた。他のメンバーが「横山さんは自殺でもしそうな顔をしている」と心配するほどであった。それでも横山氏は毎回、欠かさずに会に出席していた。会の仲間とメールのやりとりをして「信頼できる主治医は変えない方がよい」とアドバイスされたり、会で出会った他のメンバーの話の感想を述べ合ったりしていた。

徐々に会になじみ、「ここへ来るとほっとするんです」と時には笑顔を見せるようになった。一年間の試験出社が終わり、今年になって新しい職場に転勤した。まだ残業は許可されていないが、彼は月一回の診察日以外は一度も会社を休むことなく仕事に励んでいる。「僕の仕事はお客様の相手をしたり、伝票の整理や集計があって、とても時間内には終わらないんです。禁止されているので残業手当は出ないけれど、仕事が終わらないので今までやっていたんです」と会の終わる時間に飛び込んで来ることもあった。

「職場で適性検査をやったのですが、その結果、僕は非常にバランスがとれていて、とくにお客様相手には非常に適性があるといわれたんです」とうれしそうに話していた。「この夏のボーナスの査定で初めて良い評価を受けて、ボーナスの金額も少し上がったんです」と笑顔を見せていた。

前回の「ときはなちの会」では、「初めはいじめた女子社員を恨んでいたけれど、おかげで、他人の痛みの分かる人間になれた。今では彼女に感謝しているんです」と述べた。メンバーに「横山さんは一〇〇%元気になりましたね」と言われて、「この会のおかげです」とうれしそうに笑っている。

横山氏が元気になったのは「ときはなちの会」のせいだけではないだろうと思われます。主治医の治療もよかったでしょうし、時間が来てうつから回復したのでもあるのでしょう。しかし、会社での出来事を親身になって聞いてくれ、迷ったときに相談に乗ってくれる仲間は「ときはなちの会」だけでした。気分が落ち込んでいたせいもあって物事を悲観的に考えていた横山氏が、過去の体験を前向きに考えることができるようになっていったのは「ときはなちの会」の成果といえないでしょうか。

【事例――22】木村氏　男性　六十歳　居場所

木村氏にとってセルフヘルプグループは居場所である。

「六十歳の定年まで働くつもりでいたのに、会社の景気が悪くなって、まじめ一筋の勤務ではもう通用しないのだと言われて五十八歳でリストラされてしまったんです」と木村氏は語り出した。

小学生の時に両親に死に別れた木村氏は親戚に預けられたが、食べるものも十分でなく、雨が降っても傘も持たせてくれない環境で、肩身の狭い思いで暮らしていた。中学校を卒業後、すぐに大工の親方のところに住み込みで修業に出された彼は、それ以来、厳しい親方のしごきにも、兄弟子のいじめにも口答えせず、ひたすら仕事をまじめにやってきた。

郷里の広島で結婚し、二人の子どもが産まれ、順調な家庭生活であったが、妻が四十歳の時に子宮がんになり、三年間に五回入院し手術も三回行ったが、ついに帰らぬ人となった。当時の会社は理解があって、終末期には介護に専念するよう手配してくれた。しかし、妻の死を見届けるまでは「もうどんな治療をしても助からないのに、どうしてこれほど苦しめるような処置をしなければならないのか」と、治療者に対する不満があったし、妻もだんだん苦しがり、わがままを言うようになり、つらい状況だった。葬式の手配をしている時に腹痛を起こし、十二指腸潰瘍で入院することになってしまった。病院から通う形で四十九日の法要までを済ませたが、それからは仕事のうえに慣れない家事をやり、弁当作りやPTAなど、中学生と高校生の子どもの世話に追われ忙しい毎日だった。

二人の子どもが大学に行くようになって一人暮らしになったが、東京の会社に移り、小さいながらも家も建て、仕事に専念していた。それが突然のリストラで、仕事がなくなってしまった。初めのうちは「二年定年が早まったのだと思えばいいのだ。年金もあり、食べるのには困らないから、のんびりとするか」と思っていた。しかし、仕事以外に趣味もなく、無口で人付き合いがよい方ではないので、月に一度、失業保険の手続きに出かけるだけで何もすることがなく、毎日のように近くの居酒屋に通うようになった。閉店になるまで飲んで、家に戻っても寂しくてさらにワンカップを飲んでいた。寂しくて、わびしくて、惨めな思いになり、自殺を図ろうとしたこともある。

「電気もつけずに閉じこもって飲んでいる」と近所の人が連絡し、娘が心配して訪ねてきて、「お父さん病気だから治療しましょう」と精神病院に連れて行かれた。主治医に「あんたはアルコール依存症という病気です」「一人暮らしなら、戻ったらまたすぐに飲むでしょう。入院しなさい」と言われた。自分では「俺は病気ではない。酒がさめたらまた働ける」くらいに考えていたのでびっくりしたが、一方では「これで良かった。一人にならずにすむ」と思い、ほっとした。

入院してみたら自分と同じ病気の人が五十人ほどいたのにも、「この病気は治らない病気です。でも、酒さえ飲まなければ普通の生活はできます」と言われたのにも驚かされた。入院以来、毎日のプログラムに参加し、ＡＡに通わされた。初めは「何だ、こんなグチのような、酔っぱらい自慢のような話を聞かされてどうなるというのか」と思っていたが、まじめに休まずに通った。

三カ月近くたち、そろそろ退院といわれて、「またあの地獄のような生活が始まるのか」と怖くなった。ケースワーカーが「あなたは、一人で家にいてはダメ。回復施設に行くように」と手配してくれて、毎日、救世軍の施設に通い、簡単な仕事を手伝うようになった。

それから二年たちますが、木村氏は毎日、昼間は回復施設に通い雑用やバザーの準備などの作業をしています。夜はＡＡをはじめ各種のセルフヘルプグループに通っています。「退院以来、雨が降っても風が吹いても、必ずＡＡには通っています。時にはこんな話を聞いていてどうなるというのかと思うこともある」と言いますが、一人で家に閉じこもってしまうことを恐

れています。また、「AA依存にはなりたくない。AAより楽しいことがあれば、それを優先する」とも語っており、先日は娘さんに誘われてコンサートに行って来たとうれしそうに話していました。

木村氏はセルフヘルプグループで知り合った仲間たちと誘い合わせて夕食をとり、夜のミーティングに通い、休日にはハイキングに行くことを楽しみにしています。

【事例――23】夏子　女性　三十歳　家族

夏子にとって「ときはなちの会」はまさに家族である。

夏子の父は長年アルコール依存症で苦しんでいたが、彼女が十六歳、高校一年生の時に自殺してしまった。彼女は一人っ子であり、母親が彼女が産まれてまもなく精神疾患を患い、家事や夏子の世話がほとんどできず、心の通った会話もほとんどできない状態だったので、家事、母親の世話、父親の食事の準備、酒の相手などを一手に引き受けていた。酒浸りであり、職場を転々としていたが、「今度の休みには一緒に旅行しような」などと会話のできる父親が大好きだった。

父親の突然の死により、親戚から世話を受けるようになった夏子は高校を卒業後、頑張って看護学校に進学した。二年生の時に一時友人関係で悩み「中退しようか」と迷ったことがあったが、何とか三年で卒業し、看護師として就職した。看護学校在学中の夏子が二十歳の時に母親が亡くなり、彼女は天涯の孤独になった。看護師時代は、同僚との人間関係で悩みながらも三年間勤務し、保健師学校に進学した。

保健師学校で夏子は、アルコール依存症やアダルト・チルドレン、共依存症などについて勉強した。授業でこれらのことを聞いたときに、アダルト・チルドレンの生きにくさ、がんばり屋、アルコール依存症の父親に対する愛憎半ばする感情など、「まったく、自分のことを言われている」と感じて涙が止まらなくなった。教員のアドバイスを受けて、カウンセリングセンターに通い治療を受けることになった。数回通って、自分のことを話せて、少し気分が楽になったが、一回ごとに一万円近く費用がかかるので続かなかった。

無事に卒業して保健師になって就職したが、先輩保健師との関係がうまくいかず、何度も退職しようかと悩んだ。夏子の悩みは、ケースのことで先輩に相談しても自分の気持ちを理解してもらえないことであった。たとえば、虐待の恐れのある赤ちゃんのいる家庭を訪問した時、母親から「子どもが泣くとイライラして、つい叩いてしまう」とか「どのように子どもを可愛がっていいのか分からない」などと聞くと、自分の幼いときの母親に叩かれたことや、抱いて慰められたことなど一度もなかったことを思い出して、つらくて悲しくて、夜眠れなくなってしまうのだという。

アルコール依存症の相談を受けると、父親の顔や突然自分を残して死んでしまったときのことがちらついて涙が出たり、怒りを覚えてしまうのだという。

夏子は受け持ちのケースとの間に健全な距離がとれず、感情移入をしすぎてしまうのです。ケースのつらい気持ちは十分に理解できるのですが、援助者として客観的に問題点を把握したり、冷静に状況判断ができないのです。友人や同僚との間でもまじめすぎたり、相手に気を遣いすぎて疲れてしまうのです。ボーイフレンドができて飲みに行っても、「酒を飲んで話すことはまったく信じられない」と思い、長続きしません。

夏子は、「仕事を続けるのがつらい」と相談した保健師学校の教員に勧められて、「ときはなちの会」に出席するようになりました。彼女はこの会では非常に饒舌でした。職場の先輩の冷たさや理解のなさを攻撃的に話したり、自分をおいて突然死んでしまった父親に対する恨みや、一人になってしまった悲しみ、寂しさを二十分も三十分も一人で話し続けました。「ときはなちの会」にはアルコール依存症で酒をやめたメンバーがたくさん来ており、彼らは夏子の話を聞いて、自分のしたことを家族がどのように感じていたかを知って、何度も涙を流していました。夏子自身も自分の父親と同年齢のアルコール依存症の回復者の話を聞いて、父親の気持ちが少しずつ理解できるようになっていったのです。

「ときはなちの会」のミーティングが終わった後の帰り道で、「さっきの話は良かったよ」とか、「私のところの娘も夏子さんと同じ思いをしたんだろうか」「夏子さんの話を聞いて思わず涙が出てしまったよ」などの話をしたり、メールのやりとりをするようになってゆきました。

夏子は「職場がつらい」と話しながらも、「ときはなちの会」でみんなに聞いてもらうことによってずいぶんと慰められていました。またメールでは「せっかく務めた職場なんだから、もう少し辛抱した方がいいよ」「同僚との付き合いは深入りすることはないんだよ」など、親身なアドバイスをもらって頑張っていました。

三年目に休暇をとってイギリスに旅行に行った夏子は、同行の一人の男性孝夫さんと知り合い、帰国後も写真やメールのやりとりをするようになった。夏子は孝夫さんにも職場の悩みを話し、「ときはなちの会」でのことも話すようになっていった。孝夫さんは大阪に住んでおり、東京の夏子とはメールのやりとりがほとんどであったが、時には休暇をと

って大阪に会いに行ったり、孝夫さんが東京に出張の時にデートをするようになった。「ときはなちの会」について夏子に何度も聞かされた孝夫さんは、会に興味を抱き東京に来たときに一緒に出席することになった。「ときはなちの会」のメンバーは何度も夏子から孝夫さんのことを聞いていたので、娘のボーイフレンドを歓迎するように暖かく受け入れた。孝夫さんは夏子より二歳年上に過ぎなかったが非常に成熟しており、夏子の一方的な饒舌も十分に受け止め穏やかにたしなめたり、アドバイスのできる、包容力のある男性であった。

その後も夏子はあいかわらず「ときはなちの会」では孝夫さんの話や職場の悩み、自分の生い立ち、世話になったが優しくない親類のことなどを語り続けた。夏子はアダルト・チルドレンとしての自分を認識しており、結婚することや子どもを産むことについて、非常な恐れを持っていた。「私は結婚できないから、お金をしっかり貯めなければ」とよく語っていた。そしてメンバーから父親や兄弟のような思いやりやアドバイスを受けていた。

二年くらい経過した頃、いよいよ職場での人間関係に行き詰まりを感じ出し、同時に孝夫さんとの仲も進展し、結婚を考えるようになっていきました。そこで夏子は「結婚して大阪に行くまでは、必ず毎回参加するように」というアドバイスを受けました。職場から二時間近くかかりましたが、月二回の会には必ず出席するようになり、時には孝夫さんも同行するようになりました。メンバーたちは夏子のかなり攻撃的な饒舌が孝夫さんとの関係を損なうのではないかと心配していましたが、孝夫さんは「夏子の話を聞くと癒されるんですよ」と答えたのです。婚約してから結婚するまでの八カ月の間、結婚式の準備、孝夫さんの家族とのやりとり、夏子自身の親戚とのやりとりなど、ストレスを感じることを「ときはなちの会」で話し、メールでは同情やたしなめなどの思いやりのあるアドバイスを受け、メンバーたちの祝福を受けて結婚し、夏子は大阪へと旅立って行きました。

結婚後も東京に出て来ることがあると「ときはなちの会」に顔を出して、大阪での慣れない暮らしのストレスや新しい仕事の苦労などを語っています。そして妊娠し、一年後には男の子を出産しました。夏子は、健全な家庭生活を経験していない自分一人での子育てには自信がないので、両親の手助けを得たいと言い、孝夫さんの両親と同居するようになりました。

この前の「ときはなちの会」に一年ぶりに顔を出した夏子は、「子どもが泣いているときに、つい大きな声で怒ってしまった。すると孝夫さんが『いらいらするのなら「ときはなちの会」に行っておいで』と言ってくれたので、久しぶりに来ました」と言います。そして「会のメンバーからのアドバイス『子どもは産まれてきて良かったと感じられるように育てることが大切なのよ』と言われたことを大切にしている」とも語ったのです。

【事例――24】洋子さん　女性　三十九歳　頑張らなくてもいい

洋子さんは大学を卒業と同時に同じサークルの三年先輩の男性と結婚した。洋子さんは大手電機メーカーに就職し張り切って仕事をしていたが、早々に妊娠し、夫やその家族に押し切られて、仕事を辞めて育児に専念することになった。生まれた女の子は可愛かったが、一人で育児のために家に引きこもっているのがつらかったし、自分は取り残されているのに夫ばかりが仕事に熱中して出世階段を昇っていることが許せなくなった。夫婦げんかが絶えなくなり、舅姑が育児に口を出すのも耐えられなくなり、数回家出を繰り返したあげく、二十九歳の時に当時五歳だった子どもを置いて離婚した。

一人になった洋子さんは中堅の電機メーカーに就職したが、正社員ではなく、派遣社員であった。仕事は好きだし人一倍能力もあると本人は考えているが、一生懸命働いても給料はなかなか上がらない。大きなプロジェクトの一員として責任の重い仕事で関西と東京の間を行き来しているが、正社員ではないので出世階段とは縁がない。

職場の人間関係がうまくいかないということで「ときはなちの会」に参加していた洋子さんは、「一生懸命働かないといつ派遣を打ち切られてしまうかわからないし」とか、「私は睡眠時間を削って働いても正社員には決してなれない」などと不安や不満が強かった。「置いてきた長女が来年は高校生になる。娘に軽蔑されるのは嫌だからがんばらないと」とも話しているが、いかにも手八丁、口八丁という感じで、早口で憑かれたように話すのだった。

ミーティングが終了した後で、仲間から「体をこわしたら元も子もないよ」「職場で洋子さんはどのように見られているのだろう？　本当に、そんなに働くことを要求されているのかな？」などのアドバイスが寄せられていた。

何回か「ときはなちの会」に出ているうちに、洋子さんは今まで仕事が忙しいからと断っていた同僚との飲み会に参加するようになった。「夕べは会が盛り上がってとても楽しかった。若い男性に食事を誘われたのだけど、どうしようかしら？」というように変わっていった。「娘もきっとカリカリしたお母さんは好きじゃないでしょうね」とも語り、口調も落ち着いてきて、笑顔も増えるようになってきた。

離婚したことを後悔はしていないとは話していますが、自分の身内も子どもを置いてきたことに批判的ですし、夫の親族からは拒絶され、娘にも思うように会うことができない洋子さんは、夫を見返してやろうという意識が強く、仕事にも生活にもゆとりがありませんでした。

セルフヘルプグループでは仲間のいろいろな生き方や考え方を聞くことができ、洋子さんは意識ばかりが空回りして自分で自分の生き方を苦しくしていたことに気づくことができたようです。

【事例――25】福井さん　男性　五十八歳　夫婦の絆を取り戻した

福井さんは大手商社のエリートサラリーマンであるが、飲酒量が多く、また会社の同僚ともしばしば銀座などに繰り出していた。若いときからボーナスのすべてと毎月の生活費まで飲酒や付き合いに費やすので、妻は困り果ててしばしば夫と口論をしていた。最近では年をとったせいか酒に弱くなり、二日酔いで仕事にも差し障りがでるようになってきたので、妻は近所に住む断酒会の人に相談したり、保健所に相談に行ったりするようになった。

福井さんは妻がいくら勧めても自分の酒の問題を認めようとせず、断酒会にも一度だけ参加したが、「自分には合わない」と言って行かなくなってしまった。妻は保健所から専門クリニックを紹介されて、本人は通院せず妻だけ家族教室に通うことにした。自宅からクリニックまで二時間近くかかる遠い場所だったが、妻はほとんど欠かさず六カ月間参加した。そこで「ときはなちの会」を紹介され、月二回のミーティングに参加するようになった。

しばらく妻一人で参加していたが、福井さんが早期退職で仕事を辞めたので、時には一緒に参加するようになった。福井さんは飲酒と浪費のほかに躁うつ病があり、調子が高くなると浪費が激しくなり、うつになっても気分をよくしようとして酒を飲んでいた。在職中に三回、うつ状態で入院したことがあったが、会社の方では福井さんでなければできない仕事があり、二年早かったが準定年まで仕事を続けることができていた。「ときはなちの会」で福井さんが司会者に「あなたは自分の病気との付き合い方が下手ね」と言われたことが気に入って、ときどき妻とともに出席するようになった。

福井さんは普段、家では酒を飲まなくなったが、「酒は仕事の上で必要だったし、自分の酒は問題ない」と言ってなかなかアルコール依存症であることを認めようとしなかった。退職後もときどき元の職場の同僚と飲酒の機会があり、そのときは真夜中まで派手に飲んでいた。退職後一年ほどはあまり問題なく過ごしていたが、また、気分が沈むようになって、飲酒量も増し、再入院となった。

夫の退職後、妻はパートの仕事が認められ、契約社員となり、かなりきつい仕事をするようになったが、月に一度くらいは「ときはなちの会」に通って来ていた。福井さんが飲酒とうつ状態で錯乱状態となり再入院したときは、保護室に入れられたり、ベッド上で拘束されたりしたので、妻はショックを受けて、勤務を一時休むようになってしまった。それでもがんばって「ときはなちの会」に来て、苦しそうに涙を見せていたが、仲間に励まされて帰って行った。

三カ月ほどの入院で福井さんは平静になり、退院して、妻と一緒に参加するようになった。勤務をしている妻と待ち合わせて夕食をとり、会に参加していたが、ある時、風邪気味で妻が早退したにもかかわらず、一人で会に参加して仲間の拍手を受けたことがあった。

しばらく夫婦で仲良く参加していましたが、ある時、妻が被害者が亡くなるという交通事故を起こし、裁判やその後の補償問題などで非常に苦しい時期がありました。しかし、このときは福井さんがしっかり妻を支え、無事に乗り切ることができました。子どもたちが進学したり

海外勤務となって夫婦二人になった福井さんは、「ときはなちの会」の参加は少なくなったものの、メールで近況を知らせてきたりして夫婦仲良く過ごしています。

（3）失敗例ももちろんある

ここまで、「ときはなちの会」における回復例を列挙してきましたが、そこでの成果は必ずしも成功例ばかりではありません。なかには、結果として当初の目標を残念ながら果たせなかった例もあります。参考までにそのようなケースを示しましょう。

【事例――26】岡田氏　四十八歳　アルコール依存症　会社員　all or nothing を変えられなかったケース

岡田氏は九年前に仕事の行き詰まりと、パートに出た妻が上司と親しくなったことをきっかけに酒浸りになった。無断で仕事を休み、朝から酒を飲んでは妻を口汚くののしった。二週間飲み続けて失禁したり、起きあがれなくなったので、妻が高校生の息子と協力して精神病院に入院させた。三カ月入院して、断酒会に行き、酒を断ち、以前の会社は退職させられたが、専門技術を生かして一人で仕事をしている。妻とは結局離婚し、子どもの養育費を払っている。

岡田氏は断酒会に入ってはいるが熱心には通っておらず、「ときはなちの会」の仲間に誘われて参加するようになった。最初は「ときはなちの会」が非常に気に入ったと言い、半年ほどは熱心に通って来ていた。しかし、「自分はアルコール依存症ではない。妻がだまして入院させたのだ。医者も誤診をしている」と言い張り、自分の病気を認めようとしない。「病気を認めてもっと生きやすくなった方がよいと思う」と言われて反発し、まったく「ときはなちの会」に来なくなっただけでなく、断酒会に行っては「ときはなちの会」や主宰者の悪口を言って回るようになった。

岡田氏は酒をやめているという点では回復していますが、「妻を見返してやる」といつも突っ張っており、話を聞いていると周囲も苦しくなってきます。恨みの感情を引きずっており、いつも神経をピリピリさせています。彼の考えには柔軟性がなく、「良い」と思うと非常に熱心に参加しますが、少しでも気に入らないと「すべてダメ」と言い切り、まったく認めようとしません。半年足らずで参加しなくなってしまったので、all or nothing 的な思考を変えることができなかったし、これからも神経をピリピリさせながら、苦しい生き方をしていくと思われます。

【事例――27】雅子 三十二歳 ぜんそくと摂食障害 看護師 苦しみをまき散らしたケース

雅子の父親は彼女が十歳の時に職場の女性と親しくなり、借金をつくって蒸発してしまった。その後は母親が仕事に出たが経済的に非常に苦しく、彼女は中学を卒業すると同時に医院の手伝いをして夜間の看護学校に行き、看護師になった。幼いときからぜんそくがあり、ストレスが強くなると発作が起きてしまう。看護学校卒業までは医院の先生も家族もとても暖かく接してくれたので、仕事を続けることができた。

一人前の看護師となり病院に勤務するようになったら、職場の同僚との関係がうまくいかず、ぜんそくの発作が出るようになって、ステロイドを多用するようになった。発作が起きるとしばしば仕事を休むことになったが、雅子は迷惑をかけても「病気だから当然」と考えているのか、謝ったりしないし、同僚が仕事の穴埋めをしてやっても感謝をしない。ますます人間関係が悪くなり、ストレスが強くなり、過食も始まってしまった。病院は一年足らずで退職し、訪問看護ステーションに勤めた。雅子は表情も暗く、お年寄りに対しても暖かい言葉かけができず、担当を交代してほしいと言われることが多かった。上司が心配して「ときはなちの会」を紹介して通うことになった。

雅子の話は「父親がひどいことをした。父親は人間とは思えない。母親にも仕事をする能力がなく、自分が乏しい給料から、家に仕送りをしている」とか、「病院で働いていたときの同僚は意地悪だった」「自分はこんなにまじめに働いているのに、母も弟も感謝しない」「上司は訪問患者の言いなりで、私の誠意を認めてくれない」など、他人を責める言葉ばかりであった。

出席者は雅子の大変さはよく理解できたが、呪いのように父親や母親、職場の上司を責める言葉を聞いていると、だんだん憂うつになってきた。最初はみんなで優しい言葉や励ましを言っていたが、次第に雅子に優しい言葉をかけることができなくなっていた。「雅子さんはまだ人の話を聞ける段階じゃないね」と言い合っているうちに、雅子の参加は途切れてしまった。

「ときはなちの会」だけでなく、セルフヘルプグループは参加するもしないも本人次第です。参加することがその人にとって心地良ければ継続しますし、辛かったり不快だと足が向かなくなります。心地良い会にするのが会員の、そして主宰者の義務ですが、会になじむまで続けて出席する（十回くらい）だけの努力はどうしても必要です。セルフヘルプグループで回復するには続けて参加できるだけの健康さ、出席を促す強力な支援が前提となるのかも知れません。

あとがき

四十年前、私が学生だった頃には引きこもりや不登校はまったくといってよいほど存在していませんでしたし、二十五年前に保健師として働いていたときには児童虐待のケースはほとんどありませんでした。都会で保健師活動をしており、受け持ち人口が大きかったので、見逃していたケースがないとはいえませんが、乳児検診も三歳児検診も九〇~九五%の受診率だったので、それほどたくさんの事例を見逃していたとは思えません。もちろん、アルコール依存症のケースはあり、「入院させてほしい」と訴える家族の対応に苦慮したことは多いし、その家庭に暴言・暴力があったり、母親の育児能力に不安を感じたことはありました。でも、現在のようにどこの保健所でも保健センターでも、保健師が虐待の心配のあるケースの対応で駆けずり回っているようなことはありませんでした。学生時代に学んだ精神看護の教科書には摂食障害の項目はありませんでしたし、リストカットシンドロームというのもなかったと思います。

なぜ、現代社会にはこのような新しいこころの問題が急増しているのでしょうか? 私が心の底から不思議に感じているこの疑問はまったく解明されていません。しかし、アディクションの典型といわれるアルコール依存症の研究を行い、アルコール依存症者とその家族と二十年身近に接してきたことから、アディクションという概念を知り、セルフヘルプグループという回復のための有効な手段を知りました。また、アルコール依存症から回復し、素晴らしい成長を遂げた多くの人にも出会うことができました。

私は現在、看護教育に携わり、精神科看護学を教えています。現在の看護学教育においてもアディクションはほとんど触れられていませんし、病院でも地域でも第一線で働いている看護職がアディクション問題に出合い、悩んでいます。看護職にアディクションを知ってもらい、アディクション看護学を開発するのが私の夢でした。

幸いなことに東京メンタルヘルス研究所から、「アディクション看護の技術開発と体系化の研究」という受託研究を依頼されました。まだまだ研究の途上ですが、第一段階のまとめとして、現代のこころの問題であるアディクションについて報告書を書くことになり、太陽出版の籠宮良治氏のご厚意で、一般向けの本として出版できることになりました。未熟な本ではありますが、現在の私にできることとして、長年の夢の一部を著すことができて幸せです。

最後になりましたが、回復者調査に快く協力して下さったＡＡ、断酒会、その他のグループの方々、研究協力者の松下年子先生（国際医療大学）、家族教室、「ときはなちの会」で多くのヒントを与えて下さった方々に深く感謝いたします。

引用・参考文献

(1) 榎本稔編「特別企画アルコール依存症」(こころの科学91号、日本評論社、二〇〇二)
(2) 岡知史『セルフヘルプグループ(本人の会)の研究』第五版(上智大学、一九九五)
(3) 緒方明『アダルト・チルドレンと共依存』(誠信書房、一九九六)
(4) 春日武彦『病んだ家族、錯乱した室内』(医学書院、二〇〇二)
(5) 木田恵子『子供の心をどうひらくか』(太陽出版、一九七九)
(6) 久木田純「エンパワーメントとは何か」(現代のエスプリ、至文堂、358号、一九九七)
(7) 小沼杏坪『シンナー乱用の治療と回復』(ヘルスワーク協会、一九九四)
(8) 斎藤学、高木敏編『アルコール臨床ハンドブック』(金剛出版、一九八五)
(9) 斎藤学『家族依存症』(誠信書房、一九九七)
(10) 斎藤学編「トラウマとアダルト・チルドレン」(現代のエスプリ、358号、一九九七)
(11) 斎藤学「少子化社会の精神保健問題—日本で何が起こっているか」(アディクションと家族、vol.21, No.2, 二〇〇四)
(12) 添田あけみ、遠藤優子『嗜癖問題と家族関係問題への専門的援助』(ミネルヴァ書房、一九九八)

⒀ 信田さよ子『アディクションアプローチ』（医学書院、二〇〇二）
⒁ 信田さよ子『DVと虐待』（医学書院、二〇〇二）
⒂ 信田さよ子『脱常識の家族づくり』（中公新書ラクレ、二〇〇一）
⒃ R・ノーウッド『愛しすぎる女たち』（読売新聞社、一九九二）
⒄ 平野かよ子『セルフヘルプグループによる回復』（川島書店、一九九五）
⒅ J・ブルーム『アルコール・薬物依存症者に出会ったとき』（エイド出版、一九九二）
⒆ 宮内健「脳学者が警鐘〈妻の形態・子供のTV・ゲーム〉」（「プレジデント」二〇〇四年八月三十日号、特集「強い母親・父親不在」の家族心理学）
⒇ 安田美弥子「アルコール依存症専門外来の家族教室の役割・機能研究第二報」（都立医療技術短大紀要、10号 p.187-192　一九九七）
(21) 安田美弥子『アル中家庭と子供たち』（太陽出版、一九九四）
(22) 安田美弥子『愛情の病理「共依存症」』（太陽出版、一九九八）
(23) 安田美弥子編「アディクション」（現代のエスプリ、434号、二〇〇三）

現代のこころの病

アディクション

著者紹介
安田美弥子（やすだ・みやこ）
1966年、東京大学医学部保健学科卒業。医学博士。東京ガス、横浜市、東京都北区において保健師として勤務の後、埼玉県立衛生短期大学講師、東京都立保健科学大学教授を経て現在、順天堂大学教授。(社)全日本断酒連盟顧問。著書に『愛情の病理〈共依存症〉』『アル中家庭と子供たち』『家族の誰かが呆けたとき』、共編著に『こうして酒を断っている』『お父さんお酒やめて』『にがい宴—女性のアルコール依存症』『テキストブック・アルコール依存症』、共訳書に『アルコール・薬物依存症者に出会ったとき』などがある。

2004年10月31日　第1刷

[著者]
安田美弥子

[発行者]
籠宮良治

[発行所]
太陽出版

東京都文京区本郷4-1-14　〒113-0033
TEL 03(3814)0471　FAX 03(3814)2366
taiyoshuppan@par.odn.ne.jp

装幀=瀬知岳彦
[印字]ガレージ [印刷]壮光舎印刷 [製本]井上製本
ISBN4-88469-388-4